CAROL BRAGA

SAÚDE EMOCIONAL DA FAMÍLIA

DA EXPECTATIVA AO NASCIMENTO

1.ª EDIÇÃO – CAMPINAS, 2024

MOSTARDA EDITORA

EDITORA MOSTARDA
www.editoramostarda.com.br
Instagram: @editoramostarda

Direção:	Pedro Mezette
Edição:	Andressa Maltese
Produção:	A&A Studio de Criação
Coordenação:	Felipe Bueno
Revisão:	Beatriz Novaes Marcelo Montoza Mateus Bertole Nilce Bechara
Ilustração:	Leonardo Malavazzi Barbara Ziviani Esther Melo
Fotos:	Acervo da autora
Diagramação:	Henrique Pereira Isabela Boldorini

Dados Internacionais de Catalogação na Publicação (CIP)
(Câmara Brasileira do Livro, SP, Brasil)

Braga, Carol
Saúde emocional da família : da expectativa ao nascimento / Carol Braga. -- 1. ed. -- Campinas, SP : Editora Mostarda, 2024.

ISBN 978-85-88186-63-7

1. Emoções - Aspectos psicológicos 2. Família - Aspectos psicológicos 3. Pais e filhos - Relacionamentos 4. Psicologia 5. Saúde emocional I. Título.

24-219957 CDD-152.4

Índices para catálogo sistemático:

1. Famílias : Saúde emocional : Psicologia 152.4

Aline Graziele Benitez - Bibliotecária - CRB-1/3129

SUMÁRIO

Para minha mãe, meu exemplo de resiliência, que me deu a vida e me moldou em quem sou; para minha família, meu marido e filhos, por acolherem minha ausência com tanto amor e paciência; e para Andressa, uma amiga que a vida me deu de presente, por me guiar a este marco tão inesperado e especial na minha jornada.

"O desenvolvimento emocional e a capacidade
de enfrentar a realidade são profundamente
influenciados pela qualidade das primeiras interações
entre o bebê e seus cuidadores."
(Donald Woods Winnicott)

Se me pedissem para definir com uma única palavra o período que antecede o parto, eu escolheria "expectativa". Sou mãe de duas meninas e dois meninos, e cada gestação teve suas particularidades, cada uma teceu sua trajetória singular, com medos, anseios, alegrias e aprendizados, mas em todas houve um sentimento em comum: a crescente expectativa até o momento indescritível de ter o bebê nos braços.

Se, por um lado, a expectativa adiciona prazer à experiência, por outro, ela contém um risco. Como tudo na vida, para cada bônus um ônus. Uma das lições valiosas que aprendi vivendo quatro gestações é a de que a expectativa não pode ser exagerada, pois ela está quase sempre a um passo de se tornar ansiedade. E o antídoto para que a expectativa se mantenha na dose certa é o planejamento.

Para planejar, é preciso ter informação de qualidade. É isto que proponho nas próximas páginas: compartilhar os conhecimentos adquiridos tanto em minhas experiências pessoais quanto em minha atuação profissional.

Busquei escrever o livro que eu gostaria de ter lido lá atrás, durante minha primeira gestação, quando em alguns momentos me vi insegura e cheia de dúvidas. Ou mais tarde, na terceira gravidez, quando algumas dicas certeiras poderiam ter auxiliado no processo. Vale aqui destacar que não se trata de um livro para mães — embora não o deixe de ser —, pois é um livro para todos, que parte de uma concepção ampla de família a fim de ser uma companhia útil e agradável durante a aventura que é a chegada de um bebê.

A dose certa de expectativa, a informação de qualidade e o planejamento formam o alicerce fundamental que vamos construir juntos, promovendo autoconfiança e segurança para que todos os envolvidos vivenciem o período da gestação ao nascimento de maneira saudável, prazerosa e bonita de se lembrar.

Conte comigo!

Carol Braga

DA EXPECTATIVA AO NASCIMENTO

Quando pensamos sobre a família, é inevitável projetar um futuro e ansiar pela alegria e pelo prazer de construir experiências e memórias positivas. Mas, afinal, o que é uma família? Uma resposta possível é afirmar que um grupo familiar se mantém unido por laços de parentesco e inclui pais, filhos, irmãos, avós, tios, primos e outros parentes próximos. No entanto, uma família pode ser definida de diversas formas, considerando tanto laços sanguíneos quanto laços afetivos, legais e sociais. Ou seja, a família vai muito além da relação consanguínea.

Formar uma família envolve desde o desejo de compartilhar a vida com alguém até o compromisso de se dedicar ao bem-estar do grupo. Para mim, optar por constituir uma nova família é ressignificar a vida, é se abrir para a possibilidade de descobrir prazeres e de ter novas experiências. É estar disposto a vivenciar mudanças e crescer com elas, pois uma coisa é certa: conceber uma família muda tudo!

O período da gestação é complexo e abundante de temas. Abordá-lo não significa falar apenas da fecundação do óvulo pelo espermatozoide, do desenvolvimento do feto e das mudanças no corpo da mulher. Deve-se falar disso tudo, é claro, mas acredito que devemos ir além. Não podemos desconsiderar os aspectos emocionais e tópicos essenciais como adoção e atipicidade. Partindo de uma concepção abrangente de maternagem, é possível traçar um panorama esclarecedor desse período emocionante que culmina com a chegada do bebê.

O parto é um evento transformador. Costumo dizer que, no momento do parto, é como se nossa mente virasse um liquidificador e todas as emoções fossem jogadas ali, causando literalmente um turbilhão emocional. A ansiedade vai a mil, e surgem preocupações com o processo de parto e com a segurança do bebê. Eu posso afirmar por experiência própria que, apesar do desgaste físico e mental — e dos momentos quase insuportáveis de dor —, existe uma "força interior" poderosa trabalhando para trazer o bebê ao mundo. Depois do nascimento, além do alívio pelo fim do parto, a alegria de ver e segurar o bebê pela primeira vez é inexplicável.

É bom lembrar que as experiências da gestação e do parto são únicas, e as emoções podem variar de pessoa para pessoa. E isso vale também para o período pós-parto, momento importante que pode incluir grandes desafios como complicações médicas e depressão.

Depois de anos de experiência, de uma coisa estou certa: a preparação emocional, o apoio adequado e a comunicação aberta entre todos os envolvidos ajudam a gerenciar as emoções durante esses processos. E tudo começa com a superação da insegurança a partir da aquisição de conhecimento.

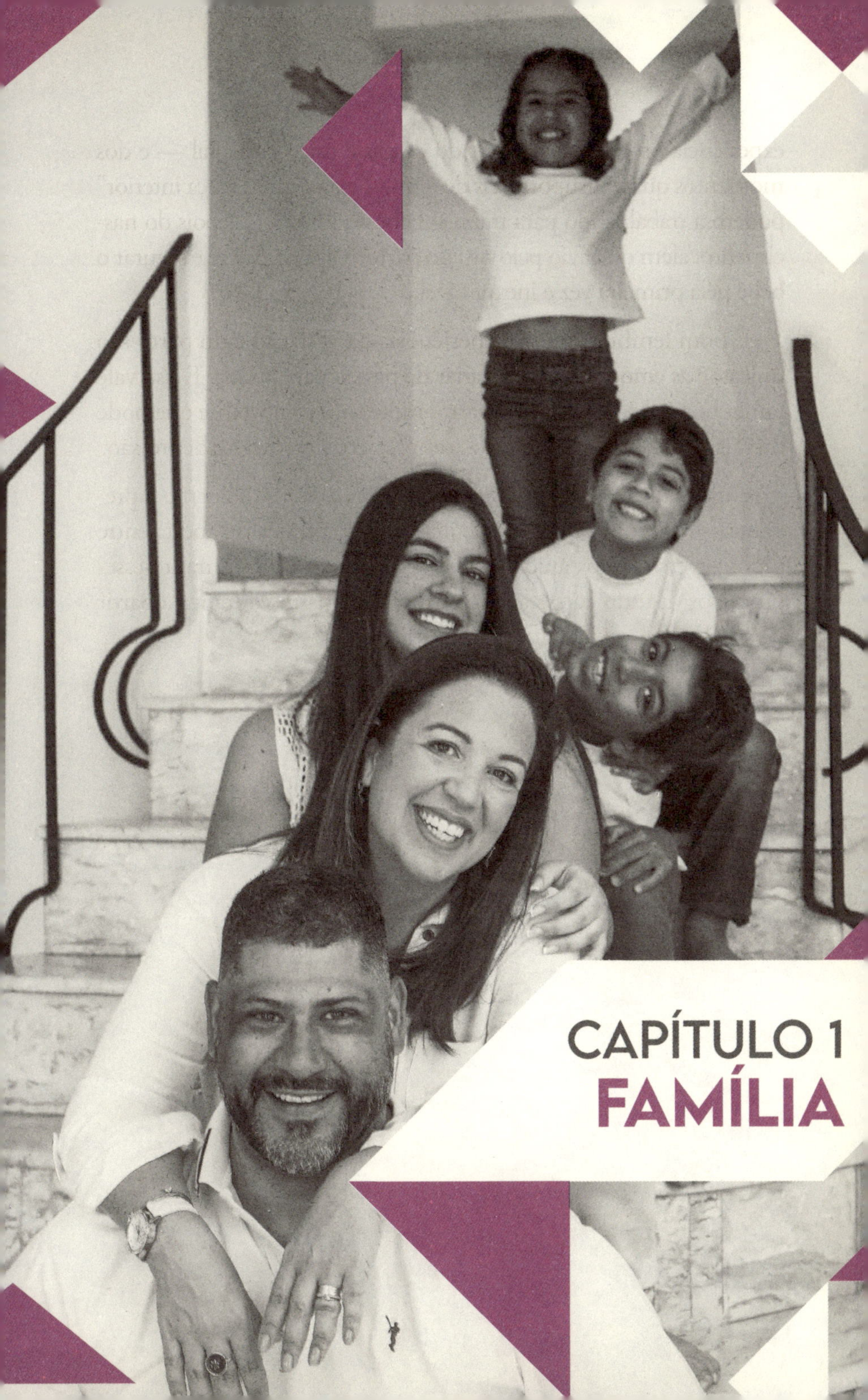

CAPÍTULO 1
FAMÍLIA

▸ PLANEJANDO UMA FAMÍLIA

Para trilhar um caminho saudável, é necessário observar alguns tópicos, como planejamento familiar, planejamento financeiro, condições de saúde física, mental e emocional e rede de apoio. É importante refletir com cuidado sobre algumas questões. Quantos filhos? Em que momento? Qual a expectativa de custo de vida? É possível prover sustento e segurança econômica? Como estou me sentindo com esse processo? Consigo conciliar meus cuidados com os cuidados da minha família? Dou conta desse novo projeto envolvendo todos os tipos de cuidar? Além dessas reflexões, é preciso eleger pessoas com quem se tem boa comunicação e uma relação sólida e de respeito para compartilhar esse processo.

Outro ponto essencial é estabelecer combinados sobre educação, religião e valores éticos e morais. Esses aspectos formam a estrutura primária do ser humano e influenciam todo o seu desenvolvimento físico, mental e emocional. Certamente, não são temas fáceis ou simples de serem discutidos, mas não conversar previamente sobre eles é o principal motivo das brigas do dia a dia. Formar uma família pode ser uma experiência gratificante, mas também traz desafios e dificuldades: expectativas não correspondidas, falta de comunicação, aumento da responsabilidade financeira, rotina atribulada, diferença de valores, divergências na forma de educar os filhos, entre outros. Esses problemas são comuns e podem ser superados com esforço mútuo, diálogo, empatia e, muitas vezes, com a ajuda de terapia familiar ou de casal. Uma alternativa para o sucesso da maternagem é ter flexibilidade e resiliência. Deve-se estar preparado para ajustar os planos e as expectativas sempre que for necessário.

MATERNIDADE É DIFERENTE DE MATERNAGEM!

A MATERNIDADE é definida pela relação consanguínea entre mãe e filho, em que ocorre um processo de gestar e parir. A MATERNAGEM, por sua vez, não se restringe à mãe, sendo estabelecida no acolhimento e na formação de vínculo afetivo depois do nascimento até o momento em que a criança alcança a autonomia de vida. Trata-se de um processo contínuo, que vai sendo construído dia após dia.

Nesse sentido, o conceito de maternagem reflete as transições históricas e absorve mudanças culturais e sociais, como os avanços da tecnologia, a aceitação de novos papéis para homens e mulheres na criação dos filhos e uma compreensão do desenvolvimento infantil que considera não apenas o desenvolvimento físico, mas também o desenvolvimento emocional e cognitivo. Na sociedade contemporânea, as famílias têm acesso a mais recursos e suporte, permitindo uma abordagem mais informada e equilibrada na educação dos filhos.

FORMAS DE MATERNAGEM

Considerando a diversidade cultural e as transformações históricas, podemos identificar várias formas de maternagem que podem ou não ocorrer simultaneamente. Vejamos suas principais características.

Tradicional: vinculada a tradições culturais decorrentes de famílias extensas, envolve a transmissão de práticas e conhecimentos de geração em geração. As rotinas são rígidas e os métodos de criação são baseados na experiência dos mais velhos.

Contemporânea: valoriza o acesso à informação por meio de livros, da internet e de grupos de apoio, enfatizando o desenvolvimento emocional e psicológico da criança. Utiliza métodos variados, como a criação com apego e a disciplina positiva.

Participativa: estabelece uma distribuição mais equilibrada das responsabilidades parentais, ou seja, ambos os pais participam ativamente da criação dos filhos. Avós e outros familiares também são incentivados a contribuir.

Solo: condição em que pais ou mães criam seus filhos sem a presença ou a ajuda constante de um parceiro.

Em comunidade: frequente em culturas indígenas e tradicionais, estabelece que os cuidados e a educação das crianças são de responsabilidade de todos os membros.

Homoafetiva: refere-se à criação e aos cuidados de filhos por casais formados por pessoas do mesmo sexo. Abrange tanto a maternidade quanto a paternidade em relações homoafetivas, enfatizando que cuidar e educar independe do gênero ou da orientação sexual dos pais.

Por adoção: diz respeito à criação e aos cuidados de filhos adotivos, ou seja, acolhidos legalmente. Os pais adotivos assumem as responsabilidades e os deveres de educar a criança proporcionando um ambiente de amor e apoio.

Atípica: refere-se à criação e ao cuidado de filhos neuroatípicos, como crianças com deficiência física ou portadoras de síndromes genéticas, como a Síndrome de Down e a Síndrome de Edwards.

Com barriga de aluguel: ocorre a partir da maternidade por substituição ou da gestação por substituição. A mãe de aluguel ou gestante substituta gera e dá à luz um bebê para que outras pessoas sejam os pais intencionais da criança. No Brasil, a gestante substituta deve pertencer à família de um dos parceiros, em parentesco consanguíneo até o 4.º grau.

Indireta: refere-se ao cuidado e à influência que outras pessoas exercem sobre a criança, como avós, tios, professores e outras figuras de autoridade ou de cuidado que participam ativamente da educação da criança. Essas figuras podem contribuir de diversas formas, como oferecendo suporte emocional, orientações educativas, cuidados diários e sendo modelos de comportamento.

A FAMÍLIA COMO BASE EMOCIONAL

A família é um sistema em constante interação, em que cada membro influencia e é influenciado pelos demais. O modo como ocorre essa interação, os valores transmitidos e os papéis que cada familiar assume impactam a saúde mental de todos. Deve-se considerar que, no mundo contemporâneo, a formação da família inclui a adaptação dos indivíduos a novos papéis, uma vez que os modelos tradicionais de família têm sido repensados e reestruturados.

Como um sistema dinâmico, a família enfrenta pressões externas (demandas socioeconômicas, culturais...) e internas (valores, expectativas pessoais...). Esses desafios podem gerar tensões e conflitos, mas também promovem oportunidades de aprendizado e crescimento. Nesse sentido, é fundamental cuidar do equilíbrio entre a individualidade e a coesão familiar. Cada indivíduo deve ter espaço para desenvolver sua identidade pessoal ao mesmo tempo em que mantém um sentimento de pertencimento ao grupo.

É no núcleo familiar que os indivíduos vivenciam suas primeiras relações interpessoais e constroem as bases para seu desenvolvimento emocional e social. De acordo com a psicanalista Melanie Klein, o indivíduo edifica a base de sua vida emocional a partir dessas primeiras interações familiares. A capacidade de lidar com perdas e frustrações e de fazer reparações em relacionamentos ao longo da vida adulta tem suas raízes nas experiências e nos vínculos estabelecidos na infância. Assim, a família não é apenas o primeiro lugar em que essas experiências ocorrem, mas é também o alicerce sobre o qual toda a estrutura emocional do indivíduo será construída.

▸ FILHO ÚNICO OU MAIS FILHOS?

Essa é uma pergunta que toda pessoa se faz ao pensar em constituir uma família. A única regra para essa decisão é assegurar o desenvolvimento saudável de todos. Ao refletir sobre essa questão, deve-se considerar a disposição física e emocional dos envolvidos, a tranquilidade financeira da família e o tempo disponível para cuidar de si e das crianças. Ter um novo integrante na família demandará dedicação, paciência, energia e, principalmente, escolhas mais complexas.

Não se pode "encomendar" um bebê apenas porque seu filho quer um irmãozinho. Muito menos se deve ter outro filho para tentar salvar um casamento que, por outros motivos, não vai bem. Esse peso é demais para os "ombrinhos" de qualquer um. Parece óbvio, mas vale reforçar: o desejo de ter mais um filho deve partir sempre dos pais. Nunca é demais refletir com honestidade sobre os motivos e as intenções que alimentam a vontade de ter mais um filho.

PARA REFLETIR! Quais os reais motivos para ter mais um filho?

Como a dinâmica familiar mudará com a chegada de um novo irmão?

Quais os impactos da chegada de mais um filho no desenvolvimento emocional de toda a família?

QUAL A HORA CERTA?

Quando a decisão de ter outro filho é tomada depois de muita reflexão, é hora de considerar outro ponto: qual a hora certa para o primeiro filho ter um irmão?

O momento ideal pode variar de família para família, mas muitas famílias acabam optando por ter um segundo filho quando o primeiro tem entre 3 e 7 anos. Nesse período a criança faz grandes descobertas e começa a ter maior discernimento do que acontece ao seu redor. Ela está descobrindo qual é e como conquistar o seu lugar no mundo. Assim, a chegada de um irmão acaba sendo mais "trabalhosa".

Em relação a esse tema, uma das perguntas que mais escuto é: "Será que meu filho vai gostar de ter um irmão?". Saiba que ele vai gostar e odiar ao mesmo tempo. É uma ambivalência natural.

Ter irmãos é uma oportunidade de aprender a lidar com a competição e a rivalidade. Com irmãos, a criança aprende a dividir as coisas, a esperar para ter um desejo satisfeito e a tolerar a frustração.

Pode ser doloroso perder a exclusividade de filho único, mas é gratificante ganhar o *status* de primogênito, de filho mais velho. Além disso, ter irmãos torna mais leve para o filho a responsabilidade de corresponder às expectativas dos pais.

CIÚME DE IRMÃO

A chegada de um novo membro à família pode deixar a criança insegura e com ciúme. O mundo que era só dela agora deve ser dividido com um "intruso". A atenção dos pais, que era totalmente dedicada a ela, agora deve ser compartilhada com o novo bebê.

Nesse cenário, é natural que a criança dê alguns sinais de incômodo e desconforto. A manifestação do ciúme varia de criança para criança e pode começar já durante a gravidez, intensificando-se depois da chegada do novo bebê. Algumas crianças ficam chorosas, birrentas, nervosas e agressivas com os pais e até com o irmão mais novo.

Essa agressividade pode se manifestar por meio de oposição sistemática, ou seja, a criança fica contra qualquer coisa ou atitude dos pais; a criança pode ignorar o irmão ou negar a sua presença; a criança pode ser hostil e agressiva com o irmão (beliscões, mordidas, abraço muito apertado, etc.). A agressividade pode também se dirigir aos pais de forma indireta, por exemplo, aproveitando um descuido para fazer "arte".

Outras crianças regridem no comportamento e voltam, por exemplo, a chupar chupeta ou o dedo, a querer mamadeira novamente, a pedir que lhe deem comida na boca, a não controlar a vontade de ir ao banheiro, etc. Essas reações são parte do processo natural de desenvolvimento, em que a criança testa o ambiente e suas relações para assegurar que seu lugar na família ainda é seguro.

Quando isso acontece, os pais precisam estar extremamente convictos de sua decisão para que não se sintam culpados pela chegada do novo filho. Além disso, devem manter a consistência dos valores em que eles de fato acreditam e já vinham sendo praticados na família. Por exemplo: se antes não era permitido tomar sorvete antes do almoço, agora também não será.

Muitas famílias acabam cedendo e mudando seus hábitos tentando "compensar" o filho mais velho. No entanto, quando essa compensação acontece, a criança se sente vulnerável e até "não amada" pelos pais. Imagine o pensamento: "Eu não podia tomar sorvete antes do almoço porque fazia mal para minha saúde. Agora, que meu irmão chegou, eu posso? Então, eu não importo mais!".

CONTA, CAROL!

Durante uma visita rotineira a uma família que atendo há muitos anos, notei uma interação curiosa e reveladora. Na época, havia duas crianças na casa: o filho mais velho tinha 6 anos, e a mais nova, 1 ano e 6 meses. Os pais e os filhos estavam sentados no sofá assistindo à TV. O menino havia se colocado entre o pai e a irmã mais nova. O pai comentou que o filho gostava de ficar "no meio" para que pudesse dar carinho aos dois, tanto ao pai quanto à irmã. Essa era a explicação que o menino havia elaborado.

No entanto, notei que, quando o pai buscava contato com a filha mais nova, o filho dava um jeito de conduzir a mão do pai em sua própria direção, ainda que demonstrando algum ato de carinho, ou seja, tentando passar a mensagem de que estava cuidando do pai e não de que estava interferindo na relação entre o pai e a irmã.

Estava ali, disfarçada e velada, uma verdadeira relação de ciúme de irmão! Embora disfarçada, totalmente natural, vale destacar. A partir daquele momento, o processo terapêutico ganhou um novo foco: ajudar a família a mostrar ao irmão mais velho que o lugar dele ali estava garantido, que ele estava seguro e podia "relaxar", isto é, vivenciar as relações familiares sem desgaste e tensão.

AMBIENTE EMOCIONAL ADEQUADO

De acordo com o pediatra e psicanalista Donald Woods Winnicott, uma criança pode sofrer um impacto emocional significativo e multifacetado ao receber a notícia de que terá um irmão. Ela pode experimentar uma mistura de emoções, incluindo curiosidade, excitação e insegurança. A capacidade de lidar com a notícia dependerá da qualidade do ambiente emocional promovido pelos pais. Um ambiente suficientemente bom, em que os pais ofereçam apoio emocional e validem os sentimentos da criança, poderá ajudar a mitigar ansiedades e assegurar uma transição mais suave.

Depois do nascimento do irmão, a criança pode se deparar com uma realidade que confirma ou exacerba suas ansiedades. É importante que os pais ofereçam oportunidades para a criança expressar seus sentimentos de maneira lúdica e simbólica, como por meio de brincadeiras. O brincar é uma forma crucial de a criança processar suas emoções e trabalhar internamente essas mudanças.

A maneira como os pais respondem a esses comportamentos pode influenciar o modo como a criança lida com o novo papel de irmão ou irmã ao longo do tempo. O papel dos pais como facilitadores de um ambiente suficientemente bom é decisivo. Isso envolve a habilidade de sustentar a criança emocionalmente, reconhecer seus medos e inseguranças e permitir que ela tenha espaço para experimentar e expressar esses sentimentos de maneira segura. Cada criança reagirá de maneira única a essas transições, e o entendimento dessas nuances pode ajudar a oferecer suporte adequado, respeitando o ritmo e as necessidades emocionais da criança.

CRIANDO LAÇOS

A criação de laços afetivos entre a criança e o bebê começa durante a gestação. Envolva a criança em atividades relacionadas ao bebê, como fazer um presente para o irmãozinho ou ajudar a decorar o quarto do bebê. Isso faz a criança se sentir parte do processo e reduz a ansiedade.

Antes do nascimento, converse com a criança sobre o que vai acontecer. Explique que o bebê vai precisar de cuidados especiais, mas que isso não vai diminuir o amor e a atenção que ela recebe.

Veja exemplos de situações e algumas frases que podem ser ditas:

Tempo para brincar: "Agora que o bebê vai chegar, nós vamos ter que cuidar bastante dele, mas isso não significa que vamos parar de brincar juntos. Pode ser que a gente tenha que esperar um pouquinho mais para brincar, mas vamos continuar fazendo as coisas que você gosta."

Atenção dividida: "Com o bebê aqui, vamos precisar cuidar dele quando ele chorar ou precisar de alguma coisa. Mas isso não quer dizer que não vamos estar de olho em você. Nosso coração é grande e tem amor suficiente para vocês dois."

Rotina diferente: "A nossa rotina vai mudar um pouquinho porque o bebê vai precisar de muita atenção. Isso pode significar que às vezes as coisas vão demorar mais ou acontecer em horários diferentes. Mas isso é só por um tempo, logo tudo volta ao normal."

Ajuda especial: "Você vai ser um irmão mais velho incrível! Vamos precisar da sua ajuda com algumas coisas pequenas para cuidar do bebê. Isso vai ser como uma missão especial para você, e nós vamos fazer isso juntos!"

Amor constante: "Mesmo que o bebê esteja chegando e algumas coisas mudem, queremos que você saiba que o amor que sentimos por você não vai mudar. Você é muito especial para nós, e nada pode mudar isso."

O ENCONTRO NA MATERNIDADE

O momento em que a criança vai conhecer o seu irmão recém-nascido na maternidade é significativo tanto para a criança quanto para os pais. Do ponto de vista da psicologia — especialmente seguindo a linha de Winnicott —, é importante criar um ambiente que reforce a segurança emocional da criança mais velha, facilitando a transição para a nova dinâmica familiar.

Na maternidade, é fundamental que os pais estejam emocionalmente disponíveis para a criança mais velha, recebendo-a com carinho e atenção, e, se possível, reservando um momento a sós com ela antes de apresentar o bebê. Nada de o bebê estar sendo amamentado no momento da chegada da criança mais velha! E de preferência que não esteja no colo de nenhum adulto no local. O bebê deve ser apresentado como "o irmãozinho dela", reforçando que o bebê faz parte da família de forma igual a todos. Deve ser permitido que a criança se aproxime e interaja com o bebê de maneira natural, respeitando o seu tempo e vontade. Depois do encontro de irmãos, é aconselhável que a criança mais velha volte a ter momentos exclusivos da atenção dos pais, garantindo que ela não se sinta deslocada ou menos importante.

Alguns pais têm o costume de oferecer um presente do bebê para a criança mais velha a fim de simbolizar o início de uma relação de afeto e companheirismo entre os irmãos. Eu não recomendo essa atitude, pois penso que a criança deve entender que o bebê é o verdadeiro presente que ela está recebendo. Se for para ocorrer uma entrega simbólica de presente, então que seja diferente: a criança pode escolher algo (ou fazer ela mesma) para levar ao bebê como símbolo de boas-vindas. É uma opção muito mais saudável.

CHEGANDO EM CASA

A chegada do bebê ao lar é uma ótima oportunidade de promover a aproximação entre os irmãos. Uma alternativa interessante consiste em envolver a criança mais velha nas atividades de recepção ao bebê. Ela pode, por exemplo, fazer desenhos e decorar a casa para a chegada do novo membro. E também assumir a missão de apresentar a casa ao bebê, mostrando os cômodos, os brinquedos, etc. Essa participação fará a criança se sentir parte importante do processo e a ajudará a lidar com as emoções envolvidas.

Em consonância com a ideia winnicottiana do "ambiente suficientemente bom", os pais devem proporcionar um espaço onde a criança mais velha se sinta segura para expressar seus sentimentos sem julgamento, sejam eles de felicidade, ciúme ou confusão. O importante é se expressar!

Aos poucos, a criança mais velha pode se envolver em pequenas tarefas de cuidado com o bebê, como pegar uma fralda, ajudar a balançar o carrinho ou cantar uma música. Isso deve ser feito de forma leve e sem imposição, permitindo que ela se sinta útil e conectada ao novo irmão. O objetivo é criar um ambiente de acolhimento, em que a criança se sinta amada enquanto aprende a se relacionar com o novo membro da família.

ADOÇÃO

A adoção é o processo legal pelo qual uma pessoa, um casal ou uma família assume a responsabilidade de criar e educar uma criança como seu filho, com todos os direitos e deveres decorrentes dessa relação. A adoção visa proporcionar a oportunidade de viver em um ambiente familiar estável e afetuoso a crianças e adolescentes que, por algum motivo, não podem ser criados por suas famílias biológicas.

Existem alguns tipos de adoção:

Adoção nacional: ocorre quando a criança é adotada por uma família do mesmo país em que ela reside.

Adoção internacional: ocorre quando a criança é adotada por uma família de um país diferente do seu país de origem. Devido à jurisdição internacional, esse tipo de adoção envolve procedimentos legais adicionais.

Adoção conjunta: ocorre quando um casal (seja casado ou em união estável) adota conjuntamente uma criança.

Adoção unilateral: ocorre quando uma pessoa adota o filho biológico do seu cônjuge ou parceiro, estabelecendo vínculo legal entre ela e a criança.

Adoção por família substituta: ocorre quando a guarda e a responsabilidade sobre a criança são atribuídas a uma família que já tem um vínculo afetivo com ela, mas não é a família biológica.

▸ ETAPAS DA ADOÇÃO RESPONSÁVEL

Eu já ouvi muitas pessoas reclamarem que o processo de adoção no Brasil é demorado demais. De fato, é um processo longo e que exige paciência, mas é essencial para garantir que a adoção seja feita de forma responsável e que a criança seja inserida em um ambiente familiar adequado.

No Brasil, o processo de adoção é regulamentado pelo Estatuto da Criança e do Adolescente (ECA) e envolve várias etapas:

1. Cadastro de interessados: os candidatos a adotantes devem se inscrever no Cadastro Nacional de Adoção (CNA). É necessário apresentar documentos como certidões de nascimento ou casamento, comprovante de renda e residência, atestados de sanidade física e mental e antecedentes criminais.

2. Estudo psicossocial e jurídico: a equipe técnica do Judiciário (composta de assistentes sociais e psicólogos) realiza entrevistas e visitas domiciliares para avaliar a capacidade dos candidatos de criar e educar uma criança.

3. Curso preparatório: os interessados devem participar de cursos ou programas de preparação oferecidos pelos tribunais de justiça a fim de compreender melhor o processo de adoção e as necessidades das crianças.

4. Habilitação para adoção: depois das avaliações, o juiz pode habilitar os candidatos, incluindo-os no cadastro de adotantes. A partir disso, eles aguardam o surgimento de uma criança compatível com o perfil desejado.

5. **Processo de apadrinhamento:** pode haver um período de convivência inicial entre a criança e os adotantes para observar a adaptação e interação entre eles.

6. **Guarda provisória:** caso a convivência seja positiva, é concedida uma guarda provisória, e a criança passa a morar com os adotantes.

7. **Sentença de adoção:** estabelece o vínculo jurídico definitivo entre a criança e os adotantes. A partir desse momento, a criança passa a ter todos os direitos de um filho biológico, incluindo o uso do sobrenome dos pais adotivos.

ACOLHENDO UMA VIDA

Se, durante a gestação, os pais biológicos passam por um período de preparação emocional e prática para receber o bebê, algo similar ocorre durante o processo de adoção. A longa preparação do processo de adoção reflete o investimento emocional e os compromissos envolvidos. Assim como a gestação é um período de expectativa e ansiedade, o processo de adoção também envolve uma gama de emoções. Embora as experiências sejam diferentes em suas especificidades, a comparação destaca o compromisso e o amor que os pais, sejam biológicos ou adotivos, dedicam ao acolhimento de uma nova vida. Eu particularmente considero a adoção um ato admirável — adotar uma criança é um grande sonho que espero realizar um dia.

IDEALIZAÇÃO X REALIDADE

As famílias muitas vezes têm expectativas idealizadas sobre a adoção, o que pode levar a uma desilusão se a realidade não corresponder imediatamente a essas expectativas. Um exemplo recorrente ocorre quando a criança ou os pais precisam de um período maior do que o imaginado para se adaptar, frustrando o desejo da família de criar um vínculo imediato. É comum nesses casos os pais questionarem a própria capacidade de criar um vínculo forte e seguro com a criança. Então surgem a insegurança e o medo de rejeição ou de não serem aceitos como "pais verdadeiros".

A criança pode sentir a perda de seu ambiente original, mesmo que ele não fosse ideal. Esse sentimento de perda pode se manifestar por meio de ansiedade, tristeza ou problemas de apego. A adoção pode criar desafios para a criança na construção de sua identidade. Questões sobre sua origem, o motivo da adoção e como ela se encaixa na nova família podem ser difíceis de processar. Acrescente-se a isso o medo de ser rejeitada ou até mesmo devolvida, especialmente se a criança tiver passado por múltiplas transições ou se o processo de adoção tiver sido demorado e instável. Esses sentimentos podem levar a problemas comportamentais ou de relacionamento.

De acordo com Winnicott, o conceito de *holding* (sustentação) é crucial. Os pais precisam ser capazes de oferecer um ambiente que promova a segurança emocional e permita que a criança se sinta protegida e acolhida, o que pode ser um desafio ainda maior se a criança tiver passado por situações traumáticas. É fundamental que a criança sinta que é aceita e amada de maneira incondicional, independentemente de sua história prévia. Isso ajuda na construção saudável da autoestima e da capacidade de confiar nos outros.

▸ TUDO A SEU TEMPO

O ponto de partida é entender que a construção de vínculos leva tempo e que é normal enfrentar desafios emocionais. Cuidar para oferecer uma base segura e consistente é essencial. Como Winnicott sugere, o *holding* adequado pode promover a confiança e o apego saudável. Isso inclui responder às necessidades emocionais da criança de forma sensível e presente. É importante que os pais validem os sentimentos da criança, reconhecendo e aceitando suas emoções em vez de tentar minimizá-las ou ignorá-las. O ponto aqui é construir a confiança e mostrar que todos os sentimentos são válidos e importantes. Outro aspecto relevante é o auxílio profissional. Tanto a criança quanto a família podem se beneficiar de apoio psicológico durante o processo de adaptação. Terapias que promovam o vínculo, como a terapia familiar, podem ser especialmente úteis.

SENSIBILIZAÇÃO E APOIO

A taxa de adoção no Brasil é relativamente baixa em comparação à quantidade de crianças disponíveis para adoção. Isso se deve a vários fatores, incluindo o processo burocrático, as preferências dos adotantes e a disponibilidade de crianças que se enquadrem nas preferências dos adotantes.

Existe um perfil de crianças para adoção que não é o perfil que as famílias mais procuram. A maioria das crianças disponíveis para adoção são mais velhas, muitas vezes acima de 7 anos. Crianças mais novas, especialmente bebês, são menos comuns, mas geralmente são adotadas mais rapidamente. Muitas crianças disponíveis para adoção fazem parte de grupos de irmãos. Adotar irmãos é um desafio, pois muitas famílias preferem adotar apenas uma criança. É importante destacar também uma proporção significativa de crianças com deficiência ou condições de saúde debilitantes que também estão disponíveis para adoção. Esse panorama demonstra a necessidade de sensibilização e apoio para incentivar a adoção de crianças mais velhas, grupos de irmãos ou crianças com deficiência. As políticas públicas e os programas de apoio devem desempenhar um papel crucial ao facilitar o processo de adoção e dar suporte às famílias adotivas.

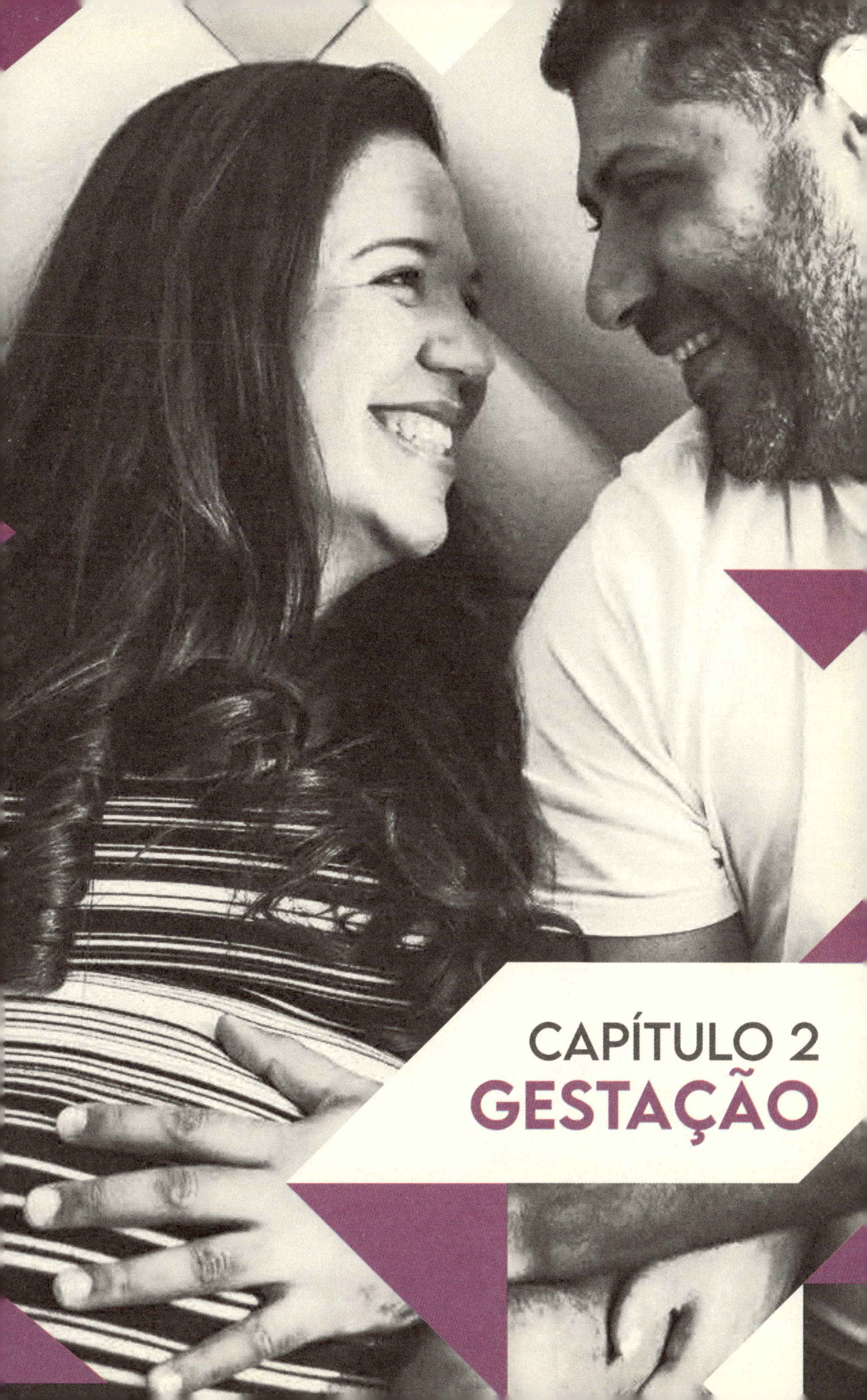

CAPÍTULO 2
GESTAÇÃO

▸ PREPARAÇÃO É A MELHOR RECEITA

A gestação é o período durante o qual um embrião ou feto se desenvolve no útero da mulher, desde a fecundação do óvulo pelo espermatozoide até o nascimento. Esse período dura, em média, cerca de quarenta semanas ou aproximadamente nove meses completos.

Para lidar com as alterações naturais do período da gestação e viver esse processo da melhor maneira possível, é recomendável se dedicar a uma preparação física e psíquica.

Nesse sentido, é importante manter uma dieta rica em vitaminas e minerais essenciais, como ácido fólico, ferro e cálcio, sem descuidar, é claro, da hidratação. Atividades físicas moderadas, como caminhadas e exercícios de alongamento, fortalecem o corpo e melhoram a circulação e a disposição física e emocional.

Quando o assunto é preparação, o pré-natal é obrigatório! Trata-se do acompanhamento de saúde por meio de consultas periódicas com o obstetra para monitorar a saúde da mãe e do bebê.

O suporte de familiares e amigos auxilia no controle da ansiedade. Uma ótima escolha é ler e participar de cursos sobre gravidez, parto e cuidados com o bebê, promovendo segurança emocional para todos os envolvidos. Por fim, para preparação mental e redução do estresse, é aconselhável praticar técnicas de relaxamento, como ioga e meditação.

ALTERAÇÕES FÍSICAS

Antes de tudo, é bom deixar claro que as alterações físicas da gestação não devem assustar ninguém. Pelo contrário! Trata-se do corpo se preparando para desempenhar uma nova função, como uma orquestra se ajeitando para tocar uma nova sinfonia. Vejamos a seguir as principais alterações físicas da gestação e suas características.

Alterações hormonais: há um aumento significativo de alguns hormônios, como estrogênio e progesterona, que são essenciais para manter a gravidez.

Aumento de peso: é comum devido ao crescimento do bebê, do útero, da placenta e do líquido amniótico, além do aumento de reservas de gordura.

Alterações cardiovasculares: ocorrem devido ao aumento do volume sanguíneo para suprir as necessidades do feto, fazendo o coração trabalhar mais para bombear o sangue extra.

Mudanças no sistema digestivo: ocorrem devido à pressão do útero em crescimento, que pode causar azia, constipação e náusea (especialmente no primeiro trimestre).

Mudanças musculoesqueléticas: ocorrem devido à alteração do centro de gravidade da mulher, causando modificações na postura. Também é comum o relaxamento dos ligamentos pélvicos para preparar o corpo para o parto.

Alterações na pele: algumas mulheres podem desenvolver estrias, manchas escuras na pele (melasma) e aumento da vascularização, resultando em varizes.

ALTERAÇÕES PSÍQUICAS

Assim como as alterações físicas, as alterações psíquicas fazem parte do pacote de preparativos do organismo da mãe durante a gestação.

Nem todas as alterações psíquicas são agradáveis e em geral estão relacionadas a mudanças hormonais.

Oscilações de humor: devido às flutuações hormonais, é comum que as gestantes experimentem mudanças repentinas de humor, ansiedade e irritabilidade.

Preocupações com a saúde do bebê: o parto e as novas responsabilidades podem aumentar a ansiedade.

Depressão pré-natal: algumas mulheres podem desenvolver depressão durante a gestação, caracterizada por tristeza persistente, perda de interesse nas atividades e sentimentos de inutilidade.

Alterações cognitivas: muitas gestantes relatam dificuldades de concentração e esquecimentos, frequentemente chamados de "nevoeiro cerebral" ou *baby brain*.

Vínculo emocional com o bebê: a gestação pode intensificar o vínculo emocional com o bebê, aumentando sentimentos de amor e proteção.

Reavaliação da identidade pessoal: a mudança no corpo e a preparação para a maternidade podem levar a uma reavaliação da identidade pessoal e da autoimagem.

Sonhos mais vívidos e intensos: são comuns durante a gestação e ocorrem possivelmente devido às mudanças hormonais e emocionais.

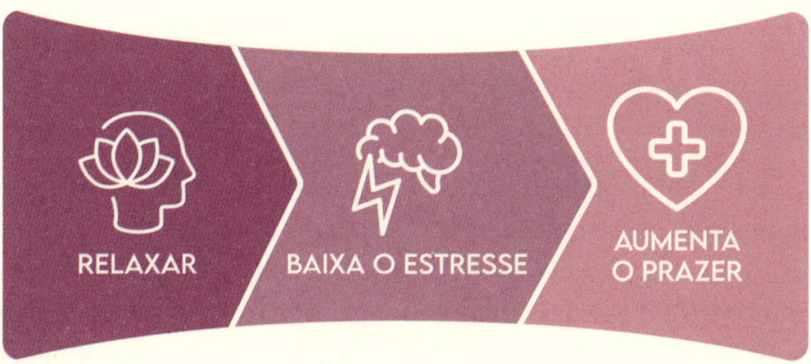

RISCOS E CUIDADOS

Durante a gestação, há o risco de uma série de problemas que as mulheres podem enfrentar e que afetam tanto a mãe quanto o bebê. Alguns dos maiores problemas incluem hipertensão gestacional e pré-eclâmpsia, diabetes gestacional, anemia, descolamento prematuro da placenta e parto prematuro — o nascimento antes das 37 semanas de gestação é um risco, pois o bebê pode não estar totalmente desenvolvido, especialmente em termos de função pulmonar e resistência a infecções.

A desnutrição da mãe pode causar baixo peso ao nascer e complicações no desenvolvimento do bebê. Por sua vez, a obesidade durante a gravidez está associada a complicações como diabetes gestacional e parto complicado. Vale ressaltar que o uso de substâncias nocivas, como álcool e tabaco, pode causar complicações, como a síndrome alcoólica fetal, baixo peso ao nascer e aumento da possibilidade de aborto espontâneo.

Esses riscos variam de acordo com a saúde preexistente da mulher, o acompanhamento médico e as condições sociais e ambientais em que a gestação ocorre. É fundamental que a gestante tenha acompanhamento médico regular para monitorar sua saúde e o desenvolvimento do bebê e para prevenir ou tratar qualquer complicação que possa surgir.

QUANDO O PIOR ACONTECE

A probabilidade de um bebê nascer morto ou morrer logo depois do nascimento é baixa e está relacionada a diversos fatores, como acesso a cuidados de saúde e condições maternas. Em geral, a taxa de mortalidade neonatal, que é o número de mortes de bebês com menos de 28 dias de vida por 1.000 nascimentos vivos, tem diminuído globalmente devido a melhorias nos cuidados médicos.

Perder um bebê na gestação ou no parto é uma experiência devastadora e extremamente dolorosa. A perda pode parecer irreal e difícil de aceitar. De acordo com a psicoterapeuta Frances Tustin, os distúrbios emocionais e a incapacidade de lidar com a perda podem se manifestar em formas de defesa e distorção da realidade. O sentimento de injustiça muitas vezes gera choque e confusão. Muitos pais se culpam pela perda, mesmo que nada pudessem ter feito para evitá-la, e direcionam a raiva a si mesmos, aos parceiros ou até mesmo aos médicos. É comum manifestarem desesperança e desinteresse em atividades cotidianas, com extrema dificuldade de encontrar alegria em afazeres antes prazerosos. A ansiedade permeia todo esse processo causando preocupações sobre a segurança de futuras gestações.

CUIDANDO DO LUTO

O luto é complexo e exige apoio emocional e psicológico. É comum que os pais se sintam isolados ou incompreendidos, principalmente se as pessoas ao redor não souberem oferecer suporte. Algumas estratégias podem ser úteis para cuidar do luto por perder um filho. Compartilhar as emoções sem tentar reprimi-las é uma dessas estratégias. Verbalizar ajuda a aliviar a tensão psíquica. Assim, é aconselhável conversar com o parceiro, os familiares e os amigos de maneira honesta e sem restrições. Também é indicado participar de um grupo de apoio para pais que passaram por perdas semelhantes. A afinidade dos depoimentos pode ser reconfortante e indicar caminhos para a superação.

Algumas pessoas preferem realizar cerimônias ou criar memórias do bebê — plantar uma árvore ou fazer um álbum de fotos, por exemplo, geram símbolos saudáveis. Consultar um psicólogo ou terapeuta especializado em luto pode ajudar a processar a dor. E nada como o tempo para entender que o luto é um processo que leva tempo para cicatrizar. Não há um "prazo" para superar a perda. Cada pessoa lida com o luto de maneira diferente, e o importante é encontrar as formas de cuidado e apoio que funcionem melhor para cada indivíduo e família.

A BARRIGA DA MÃE É O MUNDO DO FETO

Durante toda a gestação, o ambiente intrauterino (incluindo os hormônios da mãe, os sons, a luz e até mesmo o toque) influencia o desenvolvimento do sistema nervoso do feto. Ou seja, a barriga da mãe é o mundo do feto durante a gestação. No entanto, é importante notar que as emoções, tal como as entendemos, não são plenamente experimentadas até o nascimento. O bebê começa a formar experiências e memórias quando tem um contato mais direto com o mundo exterior.

Os processos emocionais no feto durante a gestação envolvem uma interação complexa entre o desenvolvimento neurológico e hormonal e o ambiente. Embora o feto não experimente emoções da mesma forma que um bebê ou um adulto, ele passa por várias etapas de desenvolvimento que lhe permitirão experimentar emoções depois do nascimento.

UMA BARRIGA ACOLHEDORA

Tornar a barriga da mãe um ambiente saudável e estimulante pode fazer a diferença, além de ser uma demonstração de zelo e cuidado. A partir do segundo trimestre, converse e cante para o bebê, pois ele já é capaz de ouvir sons a partir da vigésima semana. Além de cantar, coloque músicas suaves para o bebê ouvir. No terceiro trimestre, inicie os estímulos sensoriais por meio de massagens na barriga. Isso promove conexão física e emocional.

▸ O DESENVOLVIMENTO DO FETO

PRIMEIRO TRIMESTRE DA GESTAÇÃO (1 A 3 MESES)

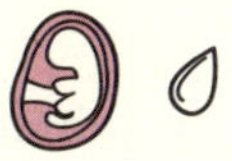
1.º MÊS

2.º MÊS

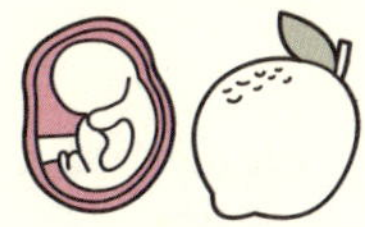
3.º MÊS

Ocorre o desenvolvimento neurológico inicial. No primeiro mês, o sistema nervoso começa a se formar. Nesse estágio, não há atividade cerebral significativa relacionada às emoções. No segundo mês, o tubo neural, que se tornará o cérebro e a medula espinhal, está em desenvolvimento. Ainda é muito cedo para qualquer tipo de processamento emocional. No fim do primeiro trimestre, o cérebro começa a se dividir em três partes principais: anterior, média e posterior. As primeiras conexões neurais começam a se formar.

SEGUNDO TRIMESTRE DA GESTAÇÃO (4 A 6 MESES)

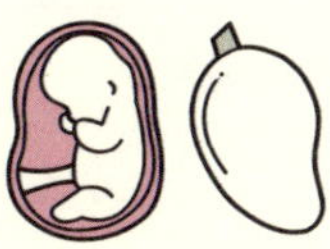
4.º MÊS

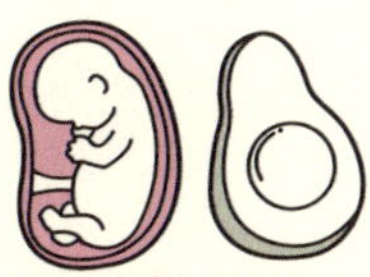
5.º MÊS

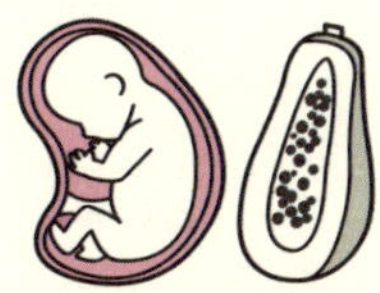
6.º MÊS

Ocorre o início da atividade cerebral. No quarto mês, o cérebro continua a crescer e a se desenvolver. As conexões neurais se tornam mais complexas. Começa a se formar a base para futuros processos emocionais. No quinto mês, o feto passa a responder a estímulos externos, como luz e som, indicando um aumento na atividade cerebral. No sexto mês, há atividade elétrica significativa no cérebro, que pode inclusive ser registrada. O feto passa a mostrar reações a vozes familiares e músicas.

TERCEIRO TRIMESTRE DA GESTAÇÃO (7 A 9 MESES)

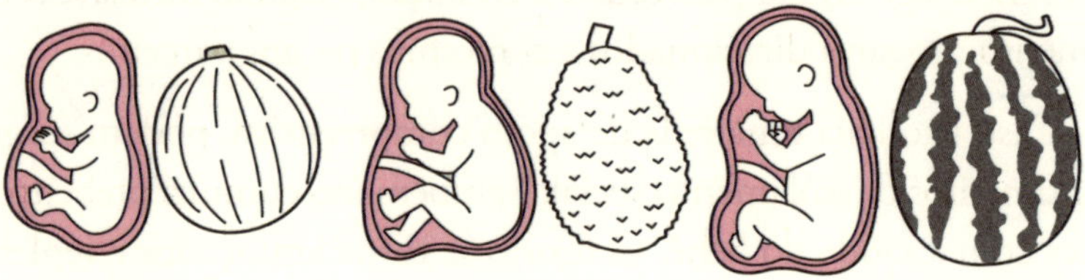

7.º MÊS 8.º MÊS 9.º MÊS

Ocorre o desenvolvimento avançado, em que são identificadas respostas emocionais primitivas. No sétimo mês, o córtex cerebral, responsável por processos cognitivos e emocionais complexos, continua a se desenvolver. O feto mostra padrões de sono e vigília. No oitavo mês, o sistema límbico, envolvido na regulação de emoções, está mais desenvolvido. O feto pode responder ao toque e demonstrar preferências por certas músicas ou vozes. Chegando ao último mês, o cérebro está bem desenvolvido, embora ainda imaturo. O feto tem uma atividade cerebral que indica ciclos de sono REM (associado aos sonhos em adultos), o que pode sugerir uma capacidade primitiva de experimentar sensações e emoções básicas.

CADÊ O FILHO QUE SONHEI?

Foi esta pergunta que uma mãe me fez depois de receber o diagnóstico de que o filho tinha Síndrome de Down: "Cadê o filho que sonhei?". Lembro-me de ter ficado muito marcada com esse questionamento. De fato, descobrir que um filho será atípico pode desencadear um impacto emocional profundo, doloroso e de difícil reparação.

A princípio, é frequente que os pais sintam o choque da notícia e não queiram aceitar a situação. Em seguida, podem se entregar a um período de luto pelo filho idealizado e pelas expectativas que tinham para o futuro. Alguns pais podem se culpar e se perguntar se fizeram algo errado para causar a condição, gerando inclusive sentimentos de raiva direcionados a si mesmos ou aos parceiros.

Caso não haja uma rede de apoio compreensiva, podem surgir sentimentos de isolamento social. Também são comuns preocupações com a saúde do bebê. O futuro se torna ameaçador e repleto de incertezas, e muitos pais passam a questionar a própria capacidade de cuidar adequadamente da criança.

Essas emoções podem variar em intensidade e duração. O apoio psicológico e a conexão com outras famílias em situações semelhantes podem ser extremamente úteis nesse processo.

INFORMAR-SE ANTES DE TUDO

É comum que alguns pais se preocupem com condições que possam indicar que o bebê não está se desenvolvendo de acordo com os padrões esperados. Essas preocupações podem ser alimentadas por várias razões, incluindo pressão social, informações contraditórias sobre o desenvolvimento infantil e a natural ansiedade que vem com a gestação. No entanto, a maioria dos pais descobre que esses medos muitas vezes são infundados e que cada bebê tem seu próprio ritmo de desenvolvimento. Consultar um médico pode ajudar a aliviar essas preocupações e promover esclarecimentos úteis.

FATORES DE RISCO

Existem vários fatores que podem contribuir para a maior prevalência de síndromes, deficiências e transtornos em certas populações ou regiões. No contexto do Brasil, as condições de saúde pública com acesso limitado aos cuidados pré-natais e a desigualdade social aumentam a exposição a fatores de risco durante a gravidez e contribuem para a maior incidência de deficiências e malformações congênitas não detectadas ou não tratadas.

A exposição da gestante a substâncias como álcool, drogas, certos medicamentos, poluentes ambientais e pesticidas; mulheres que engravidam em idade mais avançada; histórico de doenças genéticas ou consanguinidade; infecções (rubéola, toxoplasmose, sífilis e citomegalovírus); condições crônicas (diabetes, hipertensão ou obesidade), tudo isso pode contribuir para a maior incidência de atipicidades.

Esses fatores não atuam isoladamente; muitas vezes, é a interação entre fatores socioeconômicos, genéticos, ambientais e de saúde materna que aumenta o risco de atipicidades. Políticas de saúde pública voltadas para melhorar o acesso a cuidados pré-natais, promover a vacinação e reduzir a exposição a fatores de risco ambientais são essenciais para diminuir a incidência dessas condições.

MONITORAMENTO NO PRÉ-NATAL

As condições da gestante devem ser monitoradas por meio de exames pré-natais regulares, que incluem ultrassonografias, exames de sangue, e, em alguns casos, testes genéticos mais avançados. A detecção precoce de malformações congênitas, restrições de crescimento intrauterino (RIU), diabetes gestacional, eclâmpsia, infecções, entre outras complicações, permite a tomada de decisões quanto ao manejo da gestação e a preparação para o pós-parto, muitas vezes envolvendo equipes multidisciplinares para o cuidado adequado do recém-nascido e da mãe.

ATIPICIDADES

Quando falamos de atipicidades, incluímos síndromes, deficiências e transtronos. O rastreamento pré-natal, os exames genéticos e o teste do pezinho são fundamentais para a identificação precoce e o manejo adequado dessas condições. Veja exemplos a seguir.

SÍNDROMES GENÉTICAS

Síndrome de Down (Trissomia 21): causada por uma cópia extra do cromossomo 21, levando a características faciais distintas e deficiências intelectuais.

Síndrome de Edwards (Trissomia 18): provoca atrasos graves no desenvolvimento, como cabeça pequena, peso baixo ao nascer e defeitos congênitos em órgãos.

Síndrome de Patau (Trissomia 13): o bebê se desenvolve de forma mais lenta no útero, apresenta baixo peso ao nascer e diversas anomalias físicas.

Síndrome de Turner: afeta apenas meninas, podendo causar baixa estatura, infertilidade, dificuldade de aprendizagem e limitações para entrar na puberdade.

Síndrome de Klinefelter: afeta apenas meninos, podendo causar infertilidade, ginecomastia, dificuldade de aprendizagem, osteoporose e doenças autoimunes.

DEFICIÊNCIAS FÍSICAS E INTELECTUAIS

Microcefalia: condição em que a cabeça do bebê é menor do que o esperado devido ao desenvolvimento anormal do cérebro, causando consequências neurológicas. No Brasil, está associada à infecção por Zika vírus.

Deficiência intelectual: distúrbio do desenvolvimento neurológico que se manifesta como limitações nas habilidades de raciocínio e compreensão.

Paralisia cerebral: lesão cerebral que causa alterações dos movimentos do tronco e dos membros, podendo interferir nas funções sensoriais e cognitivas.

DISTÚRBIOS METABÓLICOS E ENDÓCRINOS

Hipotireoidismo congênito: deficiência do hormônio tireoidiano que pode causar falha de crescimento e deficiência intelectual.

Fenilcetonúria (PKU): deficiência para metabolizar o aminoácido fenilananina, que pode causar deficiência intelectual, alteração no crescimento, problemas comportamentais e convulsões.

MALFORMAÇÕES CRANIOFACIAIS

Fenda palatina e lábio leporino: abertura no lábio ou no palato que resulta em desenvolvimento incompleto do lábio ou do palato, causando problemas respiratórios, de nutrição, fala e audição.

TRANSTORNOS EMOCIONAIS

Fatores genéticos, ambientais e sociais desempenham papéis importantes no desenvolvimento emocional e psicológico infantil. A sociedade prega alguns ditados como: “No fim dá tudo certo!”, “Cada criança tem o seu tempo!”. No entanto, o diagnóstico precoce de transtornos emocionais é essencial para que as intervenções adequadas possam ser implementadas, ajudando a criança a alcançar um desenvolvimento mais saudável e equilibrado.

TRANSTORNO DO ESPECTRO AUTISTA (TEA)	
O QUE É?	Condição neurológica e de desenvolvimento que afeta a comunicação, o comportamento e a interação social. As características podem incluir dificuldades na comunicação verbal e não verbal, comportamentos repetitivos e interesses restritos.
QUANDO DIAGNOSTICAR?	Os sinais podem aparecer já aos 18 meses, mas o diagnóstico geralmente ocorre entre 2 e 4 anos de idade.

TRANSTORNOS DE APRENDIZAGEM	
O QUE É?	Transtornos que afetam a capacidade da criança de adquirir habilidades acadêmicas básicas, como leitura, escrita ou matemática. A dislexia é a dificuldade em ler com precisão e fluência, enquanto a discalculia envolve dificuldades em entender conceitos matemáticos.
QUANDO DIAGNOSTICAR?	Geralmente são diagnosticados entre 7 e 9 anos, quando a criança começa a enfrentar dificuldades significativas na escola.

TRANSTORNOS DE ANSIEDADE E FOBIAS	
O QUE É?	Transtornos que envolvem medo e preocupação excessivos interferindo nas atividades diárias. O Transtorno de Ansiedade de Separação se manifesta como medo intenso de ficar longe dos pais. As fobias sociais envolvem medo de situações sociais.
QUANDO DIAGNOSTICAR?	Podem ser diagnosticados a partir dos 4 anos, especialmente para ansiedade de separação, enquanto outros transtornos de ansiedade e fobias sociais geralmente são identificados na idade escolar (entre 7 e 12 anos).

TRANSTORNO OBSESSIVO-COMPULSIVO (TOC)	
O QUE É?	Caracteriza-se por pensamentos obsessivos e intrusivos e comportamentos compulsivos repetitivos. Crianças com TOC podem sentir a necessidade de realizar rituais específicos (como lavar as mãos repetidamente) para aliviar a ansiedade.
QUANDO DIAGNOSTICAR?	O TOC geralmente é diagnosticado entre os 7 e 12 anos, mas os sintomas podem aparecer mais cedo.

TRANSTORNOS RELACIONADOS AO ESTRESSE	
O QUE É?	São transtornos que ocorrem em resposta a eventos traumáticos ou estressantes. O Transtorno de Estresse Pós-Traumático (TEPT) pode, por exemplo, manifestar-se após a exposição a um trauma severo, com sintomas como *flashbacks*, pesadelos e hipervigilância.
QUANDO DIAGNOSTICAR?	Podem ser diagnosticados em crianças de qualquer idade, dependendo da exposição ao trauma e do desenvolvimento dos sintomas.

TRANSTORNO DE DÉFICIT DE ATENÇÃO E HIPERATIVIDADE (TDAH)	
O QUE É?	Caracteriza-se por padrões persistentes de desatenção, hiperatividade e impulsividade que interferem no funcionamento diário. As crianças com TDAH podem ter dificuldades em focar em tarefas, são facilmente distraídas e podem ser excessivamente ativas.
QUANDO DIAGNOSTICAR?	Pode ser diagnosticado a partir dos 4 anos, mas é mais comumente identificado entre 7 e 12 anos.

TRANSTORNOS DE COMPORTAMENTO	
O QUE É?	São transtornos que envolvem padrões persistentes de comportamento antissocial, agressivo ou desafiador. O Transtorno Opositor Desafiador (TOD) é caracterizado por um padrão de comportamento irritável e desafiador em relação a figuras de autoridade. O Transtorno de Conduta é caracterizado por violação de normas sociais e de direitos de outras pessoas.
QUANDO DIAGNOSTICAR?	O TOD pode ser diagnosticado em crianças a partir dos 5 anos, enquanto os Transtornos de Conduta geralmente são identificados entre 10 e 15 anos.

TRANSTORNOS DEPRESSIVOS	
O QUE É?	Caracterizam-se por tristeza persistente, perda de interesse em atividades, fadiga, irritabilidade e, em casos graves, pensamentos de morte ou suicídio.
QUANDO DIAGNOSTICAR?	Podem ser diagnosticados em crianças a partir dos 7 anos, mas é mais comum na adolescência (entre 13 e 17 anos).

CONTA, CAROL!

Estava dirigindo e encostei o carro para atender uma chamada. Era um pai aos prantos, implorando entre soluços que eu fosse imediatamente visitar o casal. Ajustei minha agenda e fui encontrá-los na casa deles. Eu acompanhava os dois filhos do casal desde os nascimentos. À época dessa chamada angustiante, a mãe estava grávida do terceiro filho.

Assim que os encontrei, percebi que ambos estavam com fisionomia de tristeza e choro recente. De bate e pronto o pai me disse: "Ele tem Síndrome de Down!". Iniciei ali mesmo um processo de acolhimento emocional. Pedi a cada um que escrevesse as expectativas que nutriam em relação àquele filho. Em seguida, de maneira individual, fomos ressignificando as expectativas, analisando os novos limites e possibilidades. Na verdade, tratava-se de um processo de desconstrução do bebê que havia sido idealizado por eles. Foi o começo de uma longa caminhada formada por diversas etapas.

A criança nasceu em meio ao luto dos pais — luto que durou anos. Mas eles aprenderam a cada dia a ressignificar aquela situação. Realizei com o casal algumas propostas de ações para trabalhar ao máximo os potenciais daquela criança. Desde sempre o menino recebeu as terapias adequadas. Hoje ele está no 6.º ano na escola, visita os amigos, recebe-os em casa, tem uma boa comunicação e autonomia em seus processos.

▸ VIDA PLENA

Síndromes, deficiências e transtornos têm seus próprios conjuntos de desafios e possibilidades de tratamento ou manejo. Em muitos casos, a intervenção precoce, o suporte adequado e os recursos certos podem ajudar significativamente no desenvolvimento e na qualidade de vida de uma pessoa.

Embora nem todas as condições possam ser "curadas" no sentido tradicional, muitas podem ser gerenciadas de maneira a permitir um desenvolvimento significativo e uma vida plena. O conceito de desenvolvimento humano é amplo, e todas as pessoas têm a capacidade de crescer e se desenvolver da maneira que é possível para elas, dadas suas circunstâncias e características individuais.

PLANEJAR É SEMPRE BOM

O futuro é imprevisível, mas planejar os eventos é uma maneira de promover mais confiança e segurança. Os preparativos para o parto podem variar de acordo com as preferências pessoais e as circunstâncias individuais. No entanto, alguns pontos — como definir mais de uma opção de rota para o hospital escolhido, aprontar a mala da maternidade, definir um plano de parto e preparar a casa para receber o bebê — podem ser organizados com antecedência, evitando imprevistos e tensões desnecessárias na data tão esperada por todos os envolvidos.

PLANEJANDO O GRANDE DIA

Imagine chegar o grande momento, e, na hora de ir para o hospital, tudo virar uma confusão, com desencontros sobre qual o melhor trajeto, sobre quem vai guiar, etc. Por isso, eu sempre oriento a definir, até no máximo a 36.ª semana, quem serão as pessoas que participarão desse momento, qual o papel de cada um, o que será levado para a maternidade, qual meio de transporte será utilizado, quais as opções de rota e os detalhes dos trajetos. Para uma emergência, é sempre bom ter o telefone de um motorista de confiança e checar se o aplicativo de transporte está instalado no celular.

É aconselhável compartilhar a data provável do parto, o endereço da maternidade, as cópias dos documentos da mãe, a caderneta da gestante e o plano de parto com quem tenha maior probabilidade de estar presente na situação. Se possível, crie uma lista com os nomes e os telefones dos profissionais de saúde que acompanham a gestação. Assim não vai ter erro! Os prováveis envolvidos saberão de antemão como agir, quem levar e para onde ir.

A MALA DA MATERNIDADE

A mala da maternidade deve conter itens para a estadia da mãe e do bebê no hospital. Informar-se na maternidade e aprontar a mala previamente ajuda muito a evitar esquecimentos indesejáveis.

PARA A MÃE

- [ ] Documentos pessoais (RG, cartão do convênio...).
- [ ] Roupas confortáveis para gestante e pós-parto.
- [ ] Camisolas ou pijamas adequados para amamentação.
- [ ] Sutiãs de amamentação.
- [ ] Calcinhas descartáveis ou confortáveis.
- [ ] Chinelo e/ou pantufas.
- [ ] Produtos de higiene pessoal (escova, *shampoo*, sabonete...).
- [ ] Absorventes pós-parto.
- [ ] Cinta pós-parto (se recomendada pelo médico).

PARA O BEBÊ

- [ ] Roupinhas confortáveis (*bodies*, macacões, meias, touca).
- [ ] Fraldas descartáveis.
- [ ] Toalha de banho (se forem dar banho).

- [ ] Cobertor ou manta.
- [ ] Itens de higiene (fraldas de pano, lenços umedecidos...).

PARA O QUARTO

- [ ] Lembrancinha.
- [ ] Enfeite da porta.

LUVAS? NÃO! MÃOZINHAS LIVRES? SIM!

Eu não recomendo o uso de luvas no bebê. Sei que é comum e que muitos pais optam pelo uso das luvas, mas há bons motivos para deixar as luvas de lado. As mãos são muito usadas pelo bebê para exploração sensorial, ou seja, o bebê explora o mundo principalmente por meio do tato e do paladar. Assim, colocar as mãozinhas na boca o ajuda a conhecer melhor o próprio corpo. Aliás, o ato de chupar os dedos ou as mãos tem outros efeitos importantes. A sucção é um reflexo natural que proporciona conforto e segurança. Colocar as mãos na boca pode ajudar o bebê a se acalmar quando está estressado ou desconfortável. Além disso, o ato de levar as mãos à boca promove o desenvolvimento motor, estimulando as habilidades motoras e de coordenação.

O PLANO DE PARTO

O plano de parto deve ser discutido entre os parceiros e o obstetra e decidido o quanto antes. O plano deve conter em detalhes suas preferências para o parto e o pós-parto. Também é importante certificar-se de que terá um acompanhante para proporcionar apoio emocional durante o parto. É essencial informar-se sobre os sinais de trabalho de parto e sobre o que esperar durante todo o procedimento.

MEU PLANO DE PARTO

NOME DA GESTANTE:	
NOME DO ACOMPANHANTE:	
NOME DO MÉDICO RESPONSÁVEL:	
NOME DO BEBÊ:	
DATA PROVÁVEL DO PARTO (DPP):	
TELEFONE DE EMERGÊNCIA:	

LOCAL DO PARTO

- [ ] Hospital.
- [ ] Domicílio.
- [ ] Casa de parto.

TIPO DE PARTO

- [ ] Parto normal.
- [ ] Parto natural.
- [ ] Parto cesariano.
- [ ] Parto na água.
- [ ] Parto de cócoras.
- [ ] Parto humanizado.

EM CASO DE CESARIANA

- [ ] Somente com autorização.
- [ ] Não me oponho.
- [ ] Humanizada.
- [ ] Mãos livres.

DURANTE O TRABALHO DE PARTO

- [ ] Presença de um acompanhante.
- [ ] Presença de uma doula.
- [ ] Pediatra particular.
- [ ] Equipe médica particular.
- [ ] Equipe médica do hospital.
- [ ] Ministrar ocitocina apenas com indicação médica.
- [ ] Analgésicos apenas se solicitados.
- [ ] Registro com fotos.
- [ ] Registro com vídeos.
- [ ] Manter luz suave e pouco barulho.
- [ ] Tocar *playlist* de música.
- [ ] Ar-condicionado desligado no momento do nascimento.
- [ ] Vou realizar ritual específico ou oração.
- [ ] Utilizar técnicas não farmacológicas para o alívio da dor.
- [ ] Manter a ingestão de alimentos e líquidos, sempre que possível.
- [ ] Realizar tricotomia apenas com autorização.
- [ ] Realizar enema apenas com autorização.
- [ ] Realizar o rompimento artificial da bolsa apenas com autorização.
- [ ] Liberdade para escolher as posições.
- [ ] Manter o ambiente calmo e com pouco fluxo de pessoas.
- [ ] Realizar episiotomia apenas com autorização.
- [ ] Não utilizar a Manobra de Kristeller.

DEPOIS DO PARTO E CUIDADOS COM O BEBÊ

- [ ] Realizar a *Golden Hour.*
- [ ] Não aspirar o recém-nascido.
- [ ] Inserção imediata de DIU no pós-parto.
- [ ] Expulsão espontânea da placenta.
- [ ] Carimbar a placenta.
- [ ] Carimbar o pezinho do bebê.
- [ ] Esperar que o cordão deixe de pulsar para o clampeamento e o corte.
- [ ] Cordão umbilical cortado pela mãe ou pelo seu acompanhante.
- [ ] Realizar o congelamento do cordão umbilical.
- [ ] Realizar os primeiros exames e vacinas no colo dos pais.
- [ ] Manter o bebê na presença dos pais.
- [ ] Amamentar sob livre demanda ou livre oferta.
- [ ] Oferecer água glicosada, bicos ou fórmulas apenas com autorização.
- [ ] Ministrar medicamentos apenas com autorização.
- [ ] Não aplicar colírio de nitrato de prata.
- [ ] Não ministrar vitamina K.
- [ ] Não dar banho no recém-nascido.
- [ ] Primeiro banho dado pelos pais.
- [ ] Primeiras trocas de fralda e roupas realizadas pelos pais.
- [ ] Sem visitas no pós-parto.
- [ ] Visitas apenas em horário estipulado pela família.

A CASA É SUA

Os preparativos da casa são fundamentais no período pré-parto. É habitual que os pais não pensem muito sobre isso, pois acreditam que os preparativos da casa devem ser deixados para depois do parto. Na verdade, por segurança e praticidade, é mais prudente que algumas adaptações da casa sejam realizadas com antecedência. Vejamos a seguir alguns cuidados importantes.

Segurança elétrica: manter fios elétricos fora do alcance, organizar os cabos para evitar tropeções e cobrir as tomadas com protetores próprios para evitar que o bebê insira objetos metálicos.

Segurança em móveis e objetos: fixar prateleiras, estantes e móveis pesados à parede para evitar que tombem; evitar objetos que possam quebrar facilmente ou serem engolidos; evitar mesas e móveis com pontas afiadas (mesas de vidro e espelho, por exemplo, não são nada recomendáveis); manter tapetes firmes no chão ou retirá-los para evitar escorregões; posicionar plantas tóxicas em locais inacessíveis ao bebê.

Segurança em portas e janelas: instalar telas de proteção em janelas, especialmente em apartamentos e casas altas (o bebê ainda não anda e sequer engatinha, mas pode cair do colo, por exemplo); usar travas de segurança em portas e portões em locais de risco, como escadas.

Segurança nos banheiros e lavanderias: deixar os borrifadores de produtos sempre travados, colocar travas nos vasos sanitários para evitar que o bebê se afogue e armazenar medicamentos e produtos de limpeza em armários fechados ou fora do alcance.

Segurança na cozinha: estabelecer desde sempre que a cozinha não é lugar de brincar; se estiver sozinho com o bebê e precisar preparar algo, deixe o carrinho na porta de entrada da cozinha e não dentro, pois, dessa forma, construímos naturalmente a ideia de que ali criança não fica. Além disso, é essencial manter sempre acima de 1,2 m os objetos cortantes e que sugerem riscos.

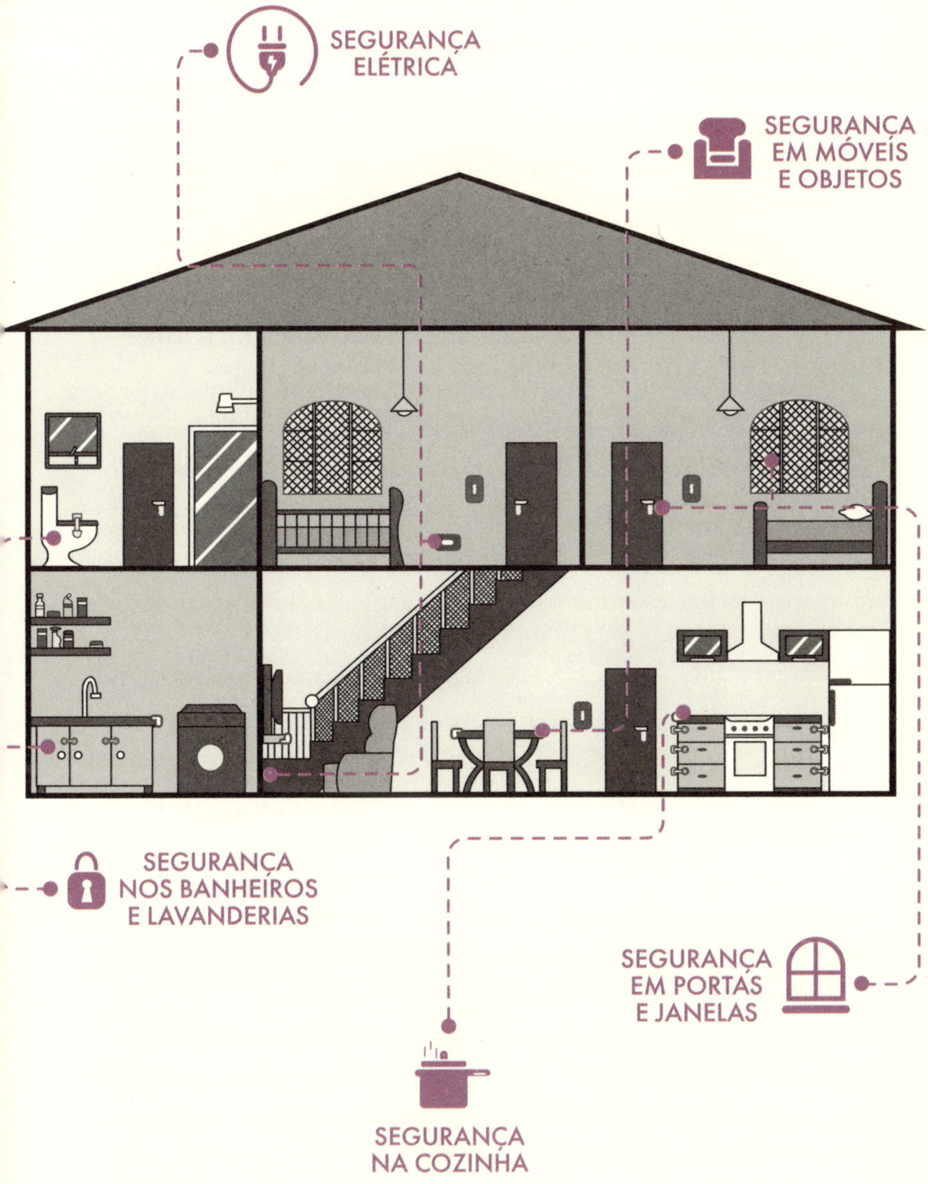
SEGURANÇA ELÉTRICA
SEGURANÇA EM MÓVEIS E OBJETOS
SEGURANÇA NOS BANHEIROS E LAVANDERIAS
SEGURANÇA EM PORTAS E JANELAS
SEGURANÇA NA COZINHA

O QUE FAZER EM CASO DE ACIDENTE?

A primeira ação ao se deparar com um acidente é garantir a segurança imediata da criança e dos demais envolvidos. Manter a calma é essencial para agir de forma eficaz e racional. Avalie a situação e verifique a gravidade do acidente. Se necessário, chame o serviço de emergência. Caso a criança esteja inconsciente, sem respiração ou com dificuldade para respirar, você deve iniciar a reanimação cardiopulmonar. Se houver suspeita de lesão grave, como fraturas ou lesões na coluna, evite movimentar a criança para não causar mais danos.

Caso tenha conhecimento de primeiros socorros, aplique os procedimentos adequados para o tipo de lesão, o que pode incluir parar sangramento, limpar feridas ou tratar queimaduras, por exemplo. Continue monitorando a condição da criança e siga as orientações dos profissionais de saúde até que a ajuda chegue.

ENTORSES	
LOCAL MAIS PROVÁVEL	*Playground*, aparelhos de esportes, casa (escadas, superfícies escorregadias), escola.
SINAIS	Dor intensa, inchaço, incapacidade de mover a parte afetada.
PROCEDIMENTO	Imobilize a área afetada com uma tala improvisada e procure atendimento médico.

FRATURAS	
LOCAL MAIS PROVÁVEL	*Playground*, aparelhos de esportes, casa (escadas, superfícies escorregadias), escola.
SINAIS	Dor intensa, inchaço, incapacidade de mover a parte afetada.
PROCEDIMENTO	Imobilize a área afetada com uma tala improvisada e procure atendimento médico.

AFOGAMENTO	
LOCAL MAIS PROVÁVEL	Piscinas, banheiras, lagos, praias.
SINAIS	Tosse persistente, dificuldade para respirar, pele azulada, inconsciência.
PROCEDIMENTO	Retire a criança da água. Verifique a respiração e o pulso. Se ela estiver respirando, mantenha-a deitada de lado. Se não houver respiração ou pulso, inicie a reanimação cardiopulmonar. Chame imediatamente o serviço de emergência.

ENGASGO E ASFIXIA	
LOCAL MAIS PROVÁVEL	Cozinha, sala de jantar, *playground*.
SINAIS	Dificuldade para respirar, tosse, incapacidade de chorar ou falar, pele azulada.
PROCEDIMENTO	Coloque o bebê de bruços sobre o seu antebraço e dê até cinco golpes firmes entre as omoplatas. Se necessário, faça até cinco compressões torácicas com dois dedos.

FEBRE	
LOCAL MAIS PROVÁVEL	Casa (especialmente durante doenças infecciosas).
SINAIS	Temperatura acima de 38°C.
PROCEDIMENTO	Mantenha a criança confortável e dê líquidos. Use medicamentos apropriados para baixar a febre seguindo orientação médica.

QUEIMADURAS LEVES	
LOCAL MAIS PROVÁVEL	Cozinha, área de banho, lavanderia.
SINAIS	Pele vermelha, bolhas, dor intensa.
PROCEDIMENTO	Lave com água fria durante 15 minutos. Aplique medicamentos seguindo orientação médica.

QUEIMADURAS GRAVES	
LOCAL MAIS PROVÁVEL	Cozinha, área de banho, lavanderia.
SINAIS	Pele vermelha, bolhas, dor intensa.
PROCEDIMENTO	Não aplique água. Cubra com um pano limpo e seco e procure atendimento médico especializado.

DESIDRATAÇÃO	
LOCAL MAIS PROVÁVEL	Casa (especialmente em dias quentes).
SINAIS	Boca seca, falta de lágrimas, urina escura.
PROCEDIMENTO	Ofereça líquidos frequentemente e procure atendimento médico se os sinais persistirem.

CONVULSÕES	
LOCAL MAIS PROVÁVEL	Casa, escola, *playground*.
SINAIS	Contrações musculares, perda de consciência.
PROCEDIMENTO	Coloque a criança em um local seguro. Não insira nada na sua boca. Depois da convulsão, mantenha a criança deitada de lado e procure atendimento médico.

CORTES E ESCORIAÇÕES LEVES	
LOCAL MAIS PROVÁVEL	*Playground*, área de brinquedos, casa (quinas de móveis, utensílios de cozinha).
SINAIS	Sangramento, dor.
PROCEDIMENTO	Lave com água e sabão. Aplique um antisséptico e cubra com um curativo.
CORTES PROFUNDOS	
LOCAL MAIS PROVÁVEL	*Playground*, área de brinquedos, casa (quinas de móveis, utensílios de cozinha).
SINAIS	Sangramento, dor.
PROCEDIMENTO	Aplique pressão para estancar o sangue e procure atendimento médico.
PICADAS DE INSETOS	
LOCAL MAIS PROVÁVEL	Casa, escola, parques.
SINAIS	Inchaço, vermelhidão, dor.
PROCEDIMENTO	Higienize e aplique compressas frias. Aplique medicamentos seguindo orientação médica.
REAÇÕES ALÉRGICAS	
LOCAL MAIS PROVÁVEL	Casa e escola (alimentos, picadas de insetos, produtos domésticos).
SINAIS	Inchaço, dificuldade para respirar, erupções cutâneas.
PROCEDIMENTO	Procure atendimento médico imediatamente.

SUGESTÃO DE ENXOVAL

Preparei uma lista com recomendações de compras para a chegada do bebê. É importante que cada família adeque as quantidades e especificações dos produtos de acordo com suas necessidades e preferências. Lembre-se: os itens mais importantes são aqueles que garantem a segurança e a saúde dos nossos filhos. Não precisamos de luxo, mas de produtos de qualidade que possibilitem tranquilidade para todos.

ROUPAS		
☐ *Body* manga curta	☐ Casaquinho	☐ Chapéu ou boné
☐ *Body* manga longa	☐ Meia	☐ Touca
☐ Mijão	☐ Meia antiderrapante	☐ Manta
☐ Macacão	☐ Sapato	☐ Babador
☐ Short		

QUARTO		
☐ Ninho	☐ Trocador (lateral alta)	☐ Lixeira com tampa
☐ Berço	☐ Mesa de apoio estável	☐ Umidificador
☐ Colchão	☐ Abajur	☐ Babá eletrônica
☐ Protetor de colchão	☐ Cesto de roupa suja	☐ Cômoda ou armário
☐ Cadeira de amamentação	☐ Almofada de amamentação	

CAMA E BANHO		
☐ Cobertor	☐ Ofurô infantil	☐ Forro de flanela
☐ Naninha	☐ Brinquedo de banho	☐ Pano de boca
☐ Banheira com suporte	☐ Toalha com capuz	☐ Fralda de pano
☐ Balde (ofurô RN)	☐ Toalha de fralda	
☐ Lençol para berço com elástico	☐ Lençol para carrinho com elástico	

CUIDADOS PESSOAIS E DE SAÚDE

☐ Termômetro digital	☐ Tesoura sem ponta
☐ Aspirador nasal	☐ Lixa de unha
☐ Inalador	☐ Pente ou escova de cabelo
☐ Bolsa de compressa para cólicas	☐ *Shampoo*
☐ Medicamentos (consultar pediatra)	☐ Sabonete líquido
☐ Garrafa térmica para água quente	☐ Hidratante ou óleo corporal
☐ Recipiente para água	☐ Álcool 70% ou clorexidina
☐ Pote com algodão	☐ Dedal de silicone
☐ Pomada de assadura	☐ Escova de dente
☐ Fralda descartável	☐ Chupeta
☐ Lenço umedecido	☐ Amido de milho

☐ Hastes flexíveis com ponta de segurança

ALIMENTAÇÃO

☐ Bombinha de tirar leite	☐ Prato livre de Bisfenol A (BPA)
☐ Saquinho para leite materno	☐ Tigela livre de BPA
☐ Sutiã para amamentação	☐ Colher de silicone
☐ Absorvente para o seio	☐ Talher infantil
☐ Mamadeira bico pétala de 125ml	☐ Copo de transição livre de BPA
☐ Mamadeira bico pétala de 260ml	☐ Copo de canudo livre de BPA
☐ Mamadeira bico pétala de 330ml	☐ Pote de vidro para armazenamento
☐ Escova para limpeza de mamadeira	☐ Cadeira de alimentação
☐ Esterilizador	

☐ Fórmula infantil indicada pelo pediatra

BRINCAR

☐ Arco de atividades	☐ Cadeira de balanço	☐ Livro
☐ Brinquedo	☐ Mordedor	

PASSEIO

☐ Carrinho de bebê	☐ Moisés	☐ Bebê-conforto
☐ Bolsa de passeio	☐ Trocador portátil	☐ Espelho para carro

SEGURANÇA DA CASA

☐ Protetor de tomada	☐ Protetor de quina
☐ Protetor de porta	☐ Trava para vaso sanitário

LIMPEZA E LAVANDERIA

☐ Esponja de louça para cozinha	☐ Pano de limpeza
☐ Esponja de louça para banheiro	☐ Sabão de coco líquido
☐ Escova de mamadeira	☐ Sabão líquido para roupa de bebê
☐ Balde oval	☐ Vinagre de álcool branco
☐ Pano de chão	☐ Detergente neutro

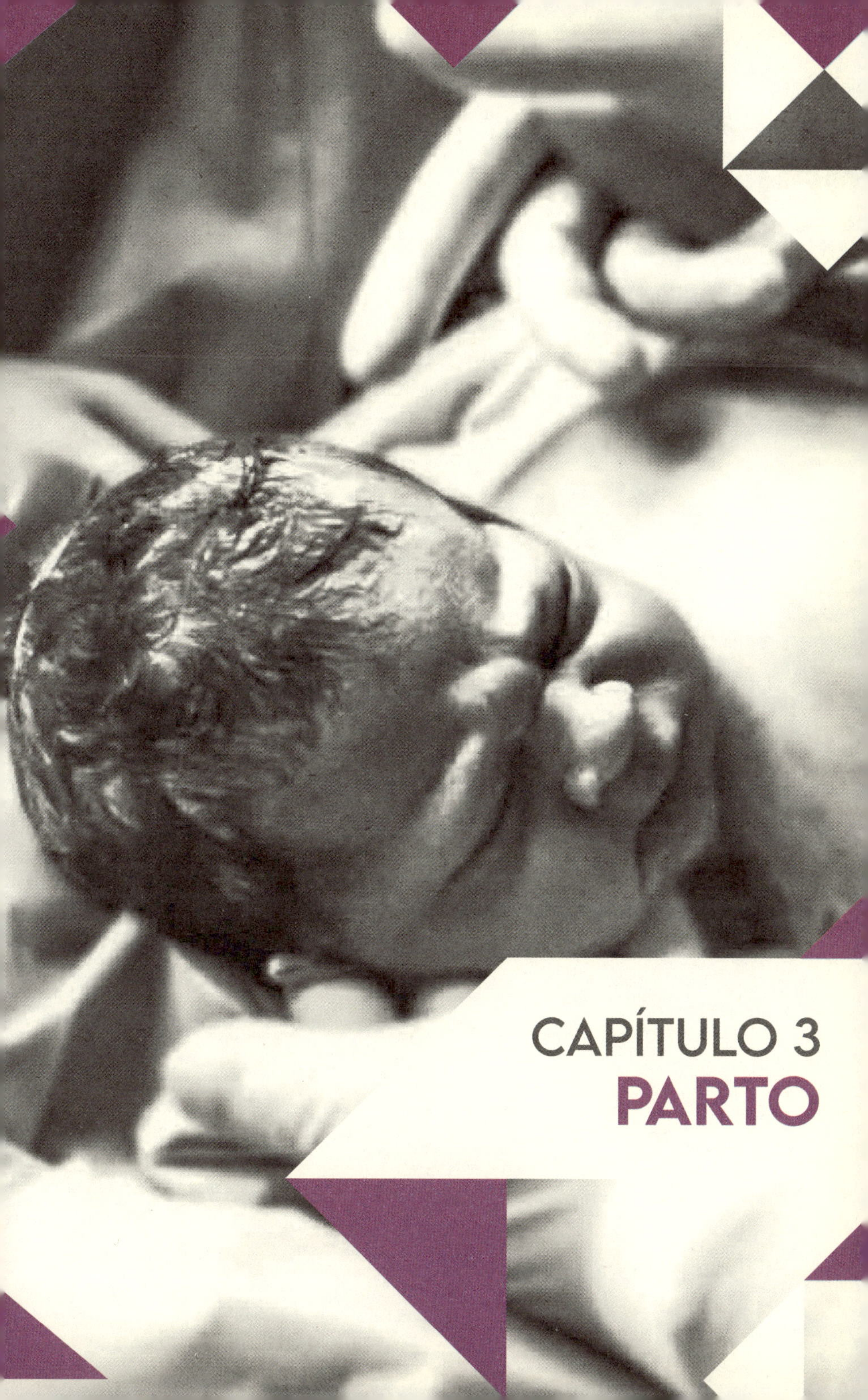

CAPÍTULO 3
PARTO

▸ PARCEIROS? PRESENTE!

Sem dúvida, os parceiros são importantes em todo esse processo. O papel dos parceiros no parto vai além da presença física. Nesse sentido, é aconselhável criar um ambiente em que a pessoa se sinta útil, conectada e valorizada.

Como preparação prévia, a pessoa parceira deve buscar se informar sobre o tema — uma opção é realizar cursos sobre a gestação e o parto. Além disso, os pais devem elaborar juntos o plano de parto, incluindo as preferências e expectativas do parceiro e garantindo que ele se sinta parte das decisões.

Durante o parto, a fim de reduzir a sensação de impotência, o parceiro pode ter presença ativa e oferecer apoio emocional e palavras de incentivo, ajudando inclusive com técnicas de respiração e alívio da dor. Ao se sentir preparado e incluído nas decisões, o parceiro transformará o momento do parto em uma experiência positiva e integradora.

▸ O TRABALHO DE PARTO

O trabalho de parto é o processo pelo qual o corpo da mulher se prepara para dar à luz. Seu tempo de duração pode variar bastante de mulher para mulher e entre diferentes gestações. Esse processo envolve uma série de etapas:

Contrações uterinas: contrações rítmicas e regulares do útero que ajudam a dilatar o colo do útero e empurrar o bebê para fora.

Dilatação do colo do útero: o colo do útero se abre (dilata) para permitir a passagem do bebê. A dilatação é medida em centímetros, de 0 a 10 cm.

Expulsão do bebê: quando o colo do útero está totalmente dilatado, as contrações e os esforços da mãe ajudam a empurrar o bebê através do canal vaginal.

Expulsão da placenta: depois do nascimento do bebê, o útero continua a se contrair para expulsar a placenta.

PARTO NORMAL

O parto normal refere-se ao nascimento do bebê por via vaginal, sem intervenções cirúrgicas. Esse tipo de parto pode ser espontâneo (quando o trabalho de parto começa por si só) ou induzido (quando são utilizadas intervenções médicas para iniciar o trabalho de parto). No parto normal podem ocorrer intervenções médicas, como a administração de ocitocina (para acelerar o trabalho de parto), a realização de episiotomia (corte no períneo para facilitar a saída do bebê) e o uso de anestesia ou analgésicos. Em caso de anestesia, as mais comuns são a epidural, em que um cateter é inserido na região lombar para administrar anestésicos locais e opioides, e a espinhal, semelhante à epidural, mas nesse caso o medicamento é injetado diretamente no fluido espinhal para alívio imediato da dor. Podemos acrescentar:

- Recuperação mais rápida.
- Menor risco de complicações cirúrgicas.
- Menor chance de infecções.
- Facilitação da amamentação e do vínculo com o bebê.

- Menor risco de problemas respiratórios para o bebê.
- Possível necessidade de episiotomia (corte no períneo).
- Risco de lacerações vaginais.
- Dor durante o parto.

PARTO NATURAL

Os termos "parto normal" e "parto natural" são frequentemente usados como sinônimos, mas há diferenças. No parto natural há o mínimo possível de intervenções médicas, ou seja, a mulher confia nos processos naturais do corpo. Os medicamentos para alívio da dor são evitados, e, em vez deles, são usados métodos naturais, como técnicas de respiração, massagens e banhos quentes. Assim, pode haver:

- Menor intervenção médica.
- Menor risco de infecções e complicações anestésicas.
- Recuperação mais rápida.
- Maior liberação de hormônios naturais.
- Autonomia e participação ativa.
- Dor intensa.
- Risco de complicações durante o trabalho de parto.
- Imprevisibilidade.
- Possibilidade de intervenções de emergência.

CESARIANA

Um parto cesariano, ou cesariana, é um procedimento cirúrgico utilizado para o nascimento do bebê. Durante a cesariana, o médico faz uma incisão no abdômen e no útero da mãe para retirar o bebê. Esse procedimento pode ser planejado com antecedência devido a complicações médicas ou pode ser realizado emergencialmente se surgirem problemas durante o trabalho de parto que coloquem em risco a saúde da mãe ou do bebê. A cesariana também pode ser uma opção da família.

Há diversas situações que podem levar a esse procedimento, como posicionamento inadequado do bebê, placenta prévia, sofrimento fetal, etc. Embora seja uma cirurgia comum e geralmente segura, a cesariana envolve riscos cirúrgicos e uma recuperação mais longa em comparação ao parto vaginal. Em resumo:

- Planejada, permite controle sobre o momento do nascimento.
- Redução do risco de trauma durante o parto.
- Necessária em casos de emergências ou complicações.
- Recuperação mais lenta.
- Maior risco de infecções.
- Maior risco de complicações em gestações futuras.
- Risco de complicações cirúrgicas (hemorragia, lesão de órgãos).

PARTO NA ÁGUA

O parto na água é um método de dar à luz em que a mãe passa a fase final do trabalho de parto e o nascimento dentro de uma banheira ou piscina cheia de água morna. A ideia é que a água proporcione um ambiente mais relaxante e menos estressante tanto para a mãe quanto para o bebê. Existem alguns benefícios relatados, como a redução da dor, menor necessidade de intervenções médicas, relaxamento e uma transição suave para o bebê, uma vez que ele passa de um ambiente aquático para outro. Em resumo:

- Pode ajudar a aliviar a dor.
- Ambiente mais relaxante e menos estressante.
- Possível redução no uso de anestesia.

- Necessidade de cuidados especiais para evitar infecções.
- Não recomendado em certas condições médicas.

PARTO DE CÓCORAS

O parto de cócoras é uma técnica de parto em que a mulher dá à luz em uma posição agachada, em vez de deitada na cama ou em outra posição horizontal. Essa posição é considerada por muitos como mais natural. Ela facilita a descida do bebê pelo canal de parto, promovendo o aumento do diâmetro da pelve e proporcionando mais espaço para o bebê passar. Assim, há menor necessidade de intervenções, como o uso de fórceps ou ventosas. Algumas mulheres relatam sentir menos dor e desconforto nessa posição. Podemos dizer que:

- Há o uso da gravidade para ajudar no parto.
- Pode ser mais rápido.
- Nem sempre é confortável ou possível para todas as mulheres.
- Requer ambiente e suporte adequados.

PARTO HUMANIZADO

Trata-se de uma abordagem que prioriza o respeito, a individualidade e as escolhas da gestante, independentemente do tipo de parto. Portanto, o parto humanizado não está restrito ao parto vaginal. Ele pode e deve ser aplicado também em cesarianas, desde que siga os princípios de respeito e cuidado centrados na mulher. O parto humanizado se fundamenta no protagonismo da mulher, em que suas escolhas e preferências são respeitadas, desde o local do parto até as intervenções que ela aceita ou recusa.

O ambiente é preparado para ser tranquilo e confortável, seja em casa, em um centro de parto normal ou em um hospital, e a mulher tem o direito de escolher quem a acompanhará durante o parto. As intervenções médicas, como indução de parto, episiotomia ou anestesia, são realizadas apenas quando realmente necessárias, com a mulher sendo informada e consultada previamente. Ela recebe apoio emocional e físico contínuo durante todo o trabalho de parto, que ocorre no tempo da mulher, evitando-se acelerar o processo sem necessidade médica.

Depois do nascimento, promove-se o contato pele a pele entre a mãe e o bebê e o início precoce da amamentação (*Golden Hour*). Em geral, os procedimentos já estão previamente indicados no plano de parto. Sobre o parto humanizado:

- Enfatiza a autonomia da mãe.
- Experiência positiva e empoderadora.
- Ambiente mais acolhedor e menos medicalizado.
- Maior possibilidade de um parto vaginal sem intervenções.
- Necessidade de equipe preparada e ambiente adequado.
- Frustração ou decepção se o parto não ocorrer como o planejado.
- Nem sempre disponível em todos os hospitais.

LIBERDADE DE ESCOLHA

Em relação aos diferentes tipos de parto, vale esclarecer que não se trata de categorias rígidas e exclusivas, mas de formas que podem ser combinadas para criar a experiência de parto mais adequada para cada mulher. É importante que a mãe entenda que essas diferentes opções podem ser mescladas de acordo com sua vontade e com o que for mais confortável para ela durante o trabalho de parto. Por exemplo, um parto natural pode ser realizado em diversas posições, como de cócoras. Da mesma forma, o parto na água pode ser realizado em combinação com outros métodos, como o parto de cócoras ou o parto natural. Cada parto é único, e o fundamental é que a experiência seja positiva e segura, com as combinações que fizerem sentido no momento.

▸ A SEGURANÇA EM PRIMEIRO LUGAR

Não há tipos de parto especificamente proibidos pela legislação brasileira. No entanto, a legislação e as diretrizes médicas regulamentam práticas seguras e éticas, garantindo que qualquer procedimento de parto seja realizado de forma a minimizar riscos para a mãe e o bebê. Práticas não seguras ou procedimentos realizados por pessoas não qualificadas podem ser considerados ilegais.

O parto cesáreo é o mais comum no Brasil. Dados da Organização Mundial da Saúde (OMS) indicam que cerca de 55% a 60% dos partos no país são cesarianas, muito acima do recomendado pela OMS, que sugere uma taxa de 10% a 15%.

As razões para o aumento das cesarianas no Brasil são complexas e multifatoriais. Muitos médicos e pacientes preferem a cesárea devido à possibilidade de agendar o parto e evitar a dor do parto normal. Alguns hospitais têm mais facilidade em gerenciar cesarianas do que partos vaginais. Além disso, há uma percepção cultural de que a cesárea é uma opção mais moderna e segura. Em alguns casos, a cesárea pode ser mais lucrativa para hospitais privados e médicos.

▸ *GOLDEN HOUR*

A *Golden Hour* (Hora Dourada) é a primeira hora logo depois do parto, quando são promovidos benefícios físicos e emocionais significativos por meio do contato imediato e contínuo entre mãe e bebê. Esse contato ajuda a regular a temperatura do bebê, estabiliza a glicose no sangue e reduz o risco de hipotermia. Além disso, o bebê é incentivado a iniciar a amamentação durante essa primeira hora. A amamentação precoce promove a produção de leite e ajuda no estabelecimento da lactação. O contato inicial também facilita a adaptação fisiológica do bebê ao ambiente externo, auxiliando na regulação da respiração e no ajuste dos padrões cardíacos.

Para a mãe, a *Golden Hour* é importante porque promove a liberação de hormônios como a ocitocina, que ajuda na contração uterina e na redução do risco de hemorragias. O vínculo inicial estabelecido durante esse período pode promover uma melhor adaptação emocional ao novo papel de mãe, ajudando a construir uma base sólida para a relação entre a mãe e o bebê.

O parceiro também desempenha um papel significativo durante a *Golden Hour*. Sua participação ativa pode incluir apoiar a mãe, observar o início da amamentação e compartilhar a experiência do nascimento, fortalecendo o vínculo entre o parceiro e o bebê.

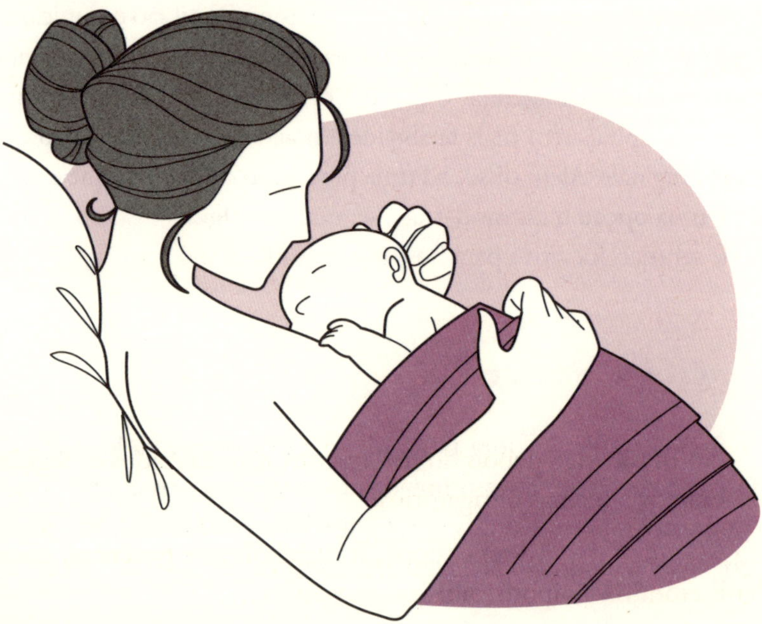

CONTA, CAROL!

A Isabela foi a minha primeira filha. Eu tinha 21 anos e estava muito feliz. Era a realização de um sonho. No entanto, devido à minha inexperiência — e também à menor disponibilidade de informações na época —, eu não tinha conhecimento adequado sobre os aspectos físicos e emocionais do momento do parto. Isabela nasceu com 38 semanas e, por decisão exclusiva do médico, de cesariana.

O parto foi tranquilo, mas não tive minha bebê em meus braços nem pude amamentá-la imediatamente. Eu não a vi, mas lembro-me de escutar o seu choro. Uma enfermeira a levou direto para a pesagem e a aspiração do líquido amniótico. Durante todo o processo, ela chorou bastante, e vivenciar aquele choro de longe me causou uma enorme angústia. Quando a recebi, ela já estava de touca e embrulhada num lençol, parecendo um "charutinho". Assim que nossos rostos se tocaram, ela parou de chorar. Ficamos alguns minutos assim, de rostinho colado. Então eles a levaram para o berçário, e eu fiquei cerca de uma hora e meia numa sala de pós-parto até ser levada para o quarto. Somente aí, duas horas depois do parto, recebi minha filha e pude amamentá-la pela primeira vez.

Somente anos depois, estudando e trabalhando, fui conhecer a importância da *Golden Hour*. Mas não me sinto culpada por minha ignorância na época. O aprendizado é um tesouro valioso que vamos acumulando com o tempo. Hoje me conforto ao saber que esclareço muitas pessoas sobre o tema para que vivenciem uma *Golden Hour* plena e satisfatória.

▸ SAÚDE DO BEBÊ

No Brasil, logo depois do nascimento, são realizados os seguintes exames e vacinas obrigatórios:

Teste do pezinho: detecta doenças metabólicas e genéticas, como fenilcetonúria e hipotireoidismo congênito.

Teste da orelhinha: avalia a audição do bebê.

Teste do coraçãozinho: mede a oxigenação do sangue para identificar possíveis problemas cardíacos.

Vacina BCG: protege contra formas graves de tuberculose.

Vacina contra Hepatite B: previne a Hepatite B, uma infecção viral que afeta o fígado.

Esses exames e vacinas são fundamentais para garantir a saúde e o bem-estar do recém-nascido e prevenir doenças.

Na hora da vacina, manter a calma e a tranquilidade é fundamental, pois a serenidade dos pais ajuda a acalmar o bebê. É aconselhável escolher um momento em que o bebê esteja bem descansado e alimentado. Durante a vacinação, converse suavemente com o bebê, oferecendo distrações como um brinquedo favorito ou uma canção. Depois, ou mesmo durante a aplicação da vacina, oferecer o seio ou uma mamadeira pode proporcionar alívio imediato. Para fazer a diferença, é bom ficar de olho no bebê e estar disponível para oferecer conforto com colo ou abraços.

A EXPERIÊNCIA DO PARTO

Para o bebê, o nascimento é uma transição drástica do ambiente seguro e acolhedor do útero para o mundo externo. O bebê não sente as emoções da mesma maneira que os adultos, mas pode-se supor que ele experimente momentos de estresse.

Na hora do parto, ele sente a compressão e as mudanças bruscas de temperatura, luz e som. O bebê começa a se ajustar ao novo ambiente, manifestando uma forma rudimentar de curiosidade ao ser exposto a novas sensações. Por isso o contato imediato com a mãe é tão importante, pois proporciona segurança e conforto.

De acordo com Winnicott, a experiência emocional do bebê durante o parto é complexa e decisiva para o desenvolvimento inicial. Winnicott não via o parto como um evento traumático em si, mas reconhecia que o bebê passa por um processo intenso de transição. Ele acreditava que o recém-nascido experimenta uma série de estímulos sensoriais novos e potencialmente avassaladores ao sair do útero, um ambiente familiar e seguro, para o mundo exterior, que é cheio de estímulos desconhecidos. Esse momento de separação e a primeira experiência de individualidade são fundamentais para o desenvolvimento psíquico inicial do bebê.

Para a mãe, o parto é uma experiência profundamente emocional e física, que também tem um impacto significativo em seu estado psicológico. Winnicott introduziu o conceito de "preocupação materna primária", que descreve um estado especial em que a mãe se encontra durante as últimas semanas de gravidez e nas primeiras semanas após o parto. Nesse estado, a mãe está extremamente sintonizada e preocupada com as necessidades do bebê, o que facilita a criação de um ambiente suficientemente bom para o desenvolvimento saudável do recém-nascido. Essa sintonia permite que a mãe responda de maneira adequada às necessidades do bebê, promovendo um vínculo seguro e um desenvolvimento emocional saudável.

Em resumo, tanto o parto quanto o período imediatamente posterior são momentos de intensa transformação e ajustamento para a mãe e o bebê, sendo essenciais para a formação do vínculo inicial e o desenvolvimento emocional subsequente.

PARTO PREMATURO

Um parto é considerado prematuro quando ocorre antes da 37.ª semana, quando podemos considerar que o bebê está completamente desenvolvido. Quanto mais precoce for o nascimento do bebê, maior a possibilidade de apresentar sintomas como dificuldade para respirar, comer e manter a temperatura corporal estável. A prematuridade é uma das maiores causas de complicações no pós-parto, associada a várias condições de saúde, incluindo displasia broncopulmonar e problemas neurológicos.

BEBÊ NA UTI

A experiência de ter um bebê na Unidade de Terapia Intensiva (UTI) neonatal é emocionalmente desafiadora para pais e familiares. Receber a notícia de que o bebê precisará de cuidados intensivos pode gerar uma mistura de sentimentos, incluindo medo, ansiedade, tristeza e incerteza sobre o futuro.

Esse momento é geralmente inesperado e pode ser difícil de processar. Buscar informações seguras, claras e compreensíveis sobre o estado de saúde do bebê e o tratamento que ele está recebendo ajuda a reduzir a ansiedade. Conhecer a rotina da UTI e entender os procedimentos promove uma sensação de controle e segurança.

Durante o período de internação, é importante que os pais cuidem de si mesmos, tanto física quanto emocionalmente. Isso inclui descansar, comer bem e tirar um tempo para relaxar, mesmo que pareça difícil. Procurar apoio de psicólogos, assistentes sociais e grupos de apoio com outros pais em situações semelhantes pode ser crucial.

Os impactos emocionais para um bebê que passa um período na Unidade de Terapia Intensiva (UTI) podem variar dependendo da duração da internação, da gravidade da condição médica e do ambiente em que o bebê está inserido. Existem algumas possíveis consequências emocionais a curto, médio e longo prazo.

CURTO PRAZO: A UTI pode ser um ambiente estressante devido a luzes brilhantes, ruídos constantes e manuseio frequente por parte da equipe médica. Os bebês podem apresentar alterações nos padrões de sono, aumento da frequência cardíaca e da pressão arterial e irritabilidade. Além disso, mesmo em idades muito precoces, os bebês podem sentir a falta do contato físico e emocional com os cuidadores. Sempre que possível, se envolva no cuidado do bebê, como trocar fraldas, dar banho ou simplesmente tocar o bebê. Essas ações ajudam a fortalecer o vínculo e a sensação de presença. Uma opção é levar uma peça de roupa usada para que o bebê a sinta, gerando memória olfativa e diminuindo o estresse. Durante os encontros, toque a mesma *playlist* usada na gestação. Além disso, é importante estabelecer contatos que mostrem ao bebê previsibilidade. Por exemplo, ao chegar à UTI, faça carinho na mão do bebê; na hora de ir embora, beije-o na testa. Com a repetição desses atos, o bebê passará a entender que o carinho na mão representa a chegada e que o beijo na testa representa a despedida.

MÉDIO PRAZO: A interrupção da interação contínua com os pais pode impactar a formação de vínculos emocionais seguros. Algumas crianças podem apresentar atrasos no desenvolvimento motor ou cognitivo devido ao tempo prolongado de hospitalização e às condições médicas associadas. Por isso é importante iniciar o quanto antes os estímulos adequados com o apoio de uma equipe especializada. À medida que crescem, algumas crianças que passaram por UTIs podem desenvolver medo de ambientes hospitalares ou médicos, associando-os a experiências negativas; por isso, quanto mais acolhidas nesse período, melhor passarão por tudo. Daí a importância de se manterem alguns cuidados mesmo depois da saída da UTI — continuar tocando a mesma *playlist* do período da gestação, por exemplo.

LONGO PRAZO: Existe a possibilidade de desenvolvimento de transtornos de ansiedade ou de estresse pós-traumático (TEPT), especialmente se a experiência na UTI foi traumática. Em alguns casos, a relação entre os pais e o bebê pode ser afetada a longo prazo, com a criança apresentando dificuldades para construir relacionamentos seguros e confiáveis. Crianças que passaram por longos períodos de internação podem enfrentar desafios na regulação emocional e nas habilidades sociais, possivelmente necessitando de apoio psicológico e de desenvolvimento. É importante que os pais e os cuidadores recebam apoio emocional e orientação durante e após a internação do bebê e que o acompanhamento médico e psicológico seja contínuo para monitorar e mitigar possíveis impactos emocionais e de desenvolvimento.

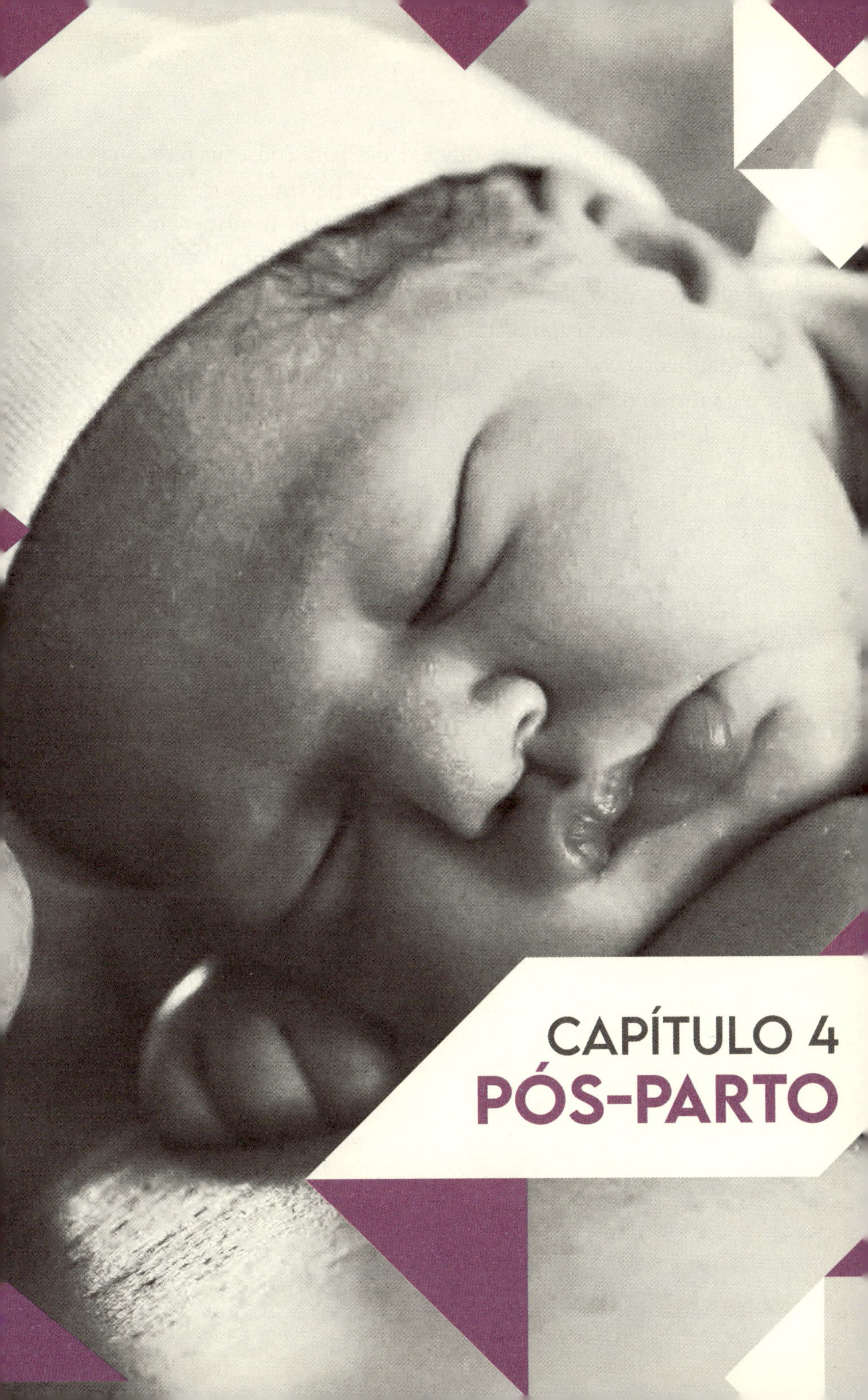

CAPÍTULO 4
PÓS-PARTO

▸ RELAÇÃO MÃE-BEBÊ

A relação mãe-bebê é fundamental para o desenvolvimento da saúde mental do indivíduo. Uma falha nessa relação pode levar a dificuldades emocionais e psicológicas no futuro. Para descrever essa relação, Winnicott introduziu conceitos importantes, como o de "mãe suficientemente boa" e o de "espaço transicional".

Mãe suficientemente boa é aquela que responde de maneira adequada às necessidades do bebê, proporcionando um ambiente seguro e acolhedor. A mãe não precisa ser perfeita, mas deve ser capaz de atender às necessidades básicas da criança e, aos poucos, ajudar o bebê a lidar com pequenas frustrações. Dessa forma, a criança desenvolve de maneira autônoma a autoconfiança e o senso de segurança.

No processo de desenvolvimento, a criança começa a distinguir entre o "eu" e o "não eu". Durante essa transição, ela utiliza objetos ou fenômenos que servem como uma ponte entre a realidade interna e a externa — esses objetos são conhecidos como "objetos transicionais" (como uma naninha ou brinquedo favorito). Eles ajudam a criança a lidar com a ansiedade de separação e a explorar o mundo externo de forma segura.

O espaço transicional refere-se ao espaço psicológico entre a realidade interna da criança e o mundo externo. É um espaço onde a criança começa a desenvolver uma compreensão de si mesma e dos outros, usando a criatividade e a brincadeira. Esse conceito é crucial para o desenvolvimento da capacidade de simbolização e para a formação da identidade.

PUERPÉRIO

A palavra "puerpério" deriva dos termos latinos *puer* ("criança") e *parere* ("parir"). Essa fase se inicia logo depois do parto e se estende até que o corpo da mulher retorne ao estado anterior à gestação. Durante o puerpério, o corpo da mulher passa por mudanças significativas e ela vivencia uma série de ajustes psíquicos e emocionais. De acordo com Winnicott, esses ajustes podem ser compreendidos como parte do processo de adaptação à maternidade. Trata-se de uma transição na identidade da mulher, que passa a se reconhecer como mãe. Esse novo papel implica uma transformação profunda em sua percepção de si mesma e nas suas relações interpessoais, exigindo uma reestruturação emocional para acomodar essa nova realidade.

Vemos novamente a importância do conceito winnicottiano de "mãe suficientemente boa", isto é, aquela que se ajusta de maneira sensível e responsiva às necessidades do bebê. No entanto, essa adaptação pode gerar na mãe sentimentos de sobrecarga, ansiedade e inadequação, à medida que ela se esforça para corresponder às demandas intensas do recém-nascido. As oscilações hormonais que ocorrem durante o puerpério contribuem para uma inabilidade emocional, manifestando-se em variações de humor que vão da euforia à tristeza, podendo, em alguns casos, evoluir para uma depressão pós-parto.

As expectativas sobre como ser uma "boa mãe" podem intensificar a autocrítica e a pressão interna, gerando sentimento de culpa ou insuficiência, o que, segundo Winnicott, pode ser visto como parte do desafio de viver a maternagem de maneira suficientemente boa, sem a necessidade de perfeição. As mudanças no corpo podem afetar a autoestima da mulher, acrescentando mais um desafio emocional ao já complexo cenário do puerpério.

A criação de vínculos com o bebê é crucial para a saúde emocional da mãe. Contudo, se esse processo não for sustentado por uma rede de apoio, pode também deixar a mãe vulnerável, evidenciando a importância de um ambiente facilitador que permita à mãe atravessar o puerpério com segurança e equilíbrio.

▸ DIREITOS DOS PAIS

No Brasil, as mães, gestantes e não gestantes em união homoafetiva, têm alguns direitos reconhecidos, como licença-maternidade, que pode variar entre 120 e 180 dias, dependendo da empresa e do acordo coletivo. Esse período pode ser estendido por mais 14 dias em caso de complicações médicas. Até o 6.º mês do bebê, a mãe que amamenta tem direito a 2 descansos de meia hora cada para amamentar. Esse período também pode ser estendido se houver solicitação médica. Também está garantida a estabilidade no emprego desde a confirmação da gravidez até cinco meses depois do parto. A mulher também tem direito a acompanhamento médico pré-natal e pós-parto e acesso a serviços de saúde mental em casos de depressão pós-parto. Os pais têm licença de 5 dias, prorrogáveis por mais 15 dias, dependendo da empresa.

▸ RECÉM-NASCIDO ATÉ QUANDO?

É comum as pessoas chamarem todo bebê pequeno de recém-nascido. No entanto, tecnicamente não é bem assim. Um bebê é considerado recém-nascido do nascimento até os 28 dias de vida. Trata-se do período neonatal, fase em que ele está mais vulnerável a problemas de saúde.

CUIDADOS COM O RECÉM-NASCIDO

Amamentação: iniciar a amamentação o mais cedo possível para promover a ligação mãe-bebê e fornecer os nutrientes essenciais.

Exames de saúde: realizar testes neonatais, como o teste do pezinho, a audiometria e a avaliação de icterícia, que são feitos ainda na maternidade.

Vacinação: seguir o calendário de vacinação recomendado.

Cuidados com o cordão umbilical: manter a higiene adequada e observar sinais de infecção; em geral, o cordão umbilical cai entre a primeira e a terceira semana depois do nascimento.

Monitoramento do peso: verificar se o bebê está ganhando peso adequadamente.

Sono seguro: colocar o bebê para dormir em um ambiente seguro para prevenir a Síndrome da Morte Súbita Infantil (SMSI).

EQUIPE TERAPÊUTICA

Uma equipe multiprofissional de terapeutas geralmente inclui uma variedade de profissionais da saúde e áreas relacionadas, cada um contribuindo com sua *expertise* para o cuidado integral do paciente.

Médico: pode ser um clínico geral ou um especialista, como um pediatra, cardiologista, neurologista ou psiquiatra, que supervisiona o tratamento médico geral.

Fisioterapeuta: trabalha com a prevenção, tratamento e reabilitação de disfunções físicas causadas por acidentes, doenças ou malformações. Utiliza técnicas como exercícios físicos, massagens e outros métodos para melhorar a mobilidade e a qualidade de vida dos pacientes.

Terapeuta ocupacional (TO): ajuda os pacientes a desenvolver, recuperar ou manter as habilidades necessárias para as atividades diárias.

Fonoaudiólogo (Fono): especializado em comunicação humana, incluindo aspectos relacionados à voz, fala, linguagem, audição e funções orofaciais.

Psicólogo: a função é promover o bem-estar mental e emocional das pessoas. Ajuda a entender, prevenir e tratar problemas psicológicos e emocionais por meio de diversas técnicas e abordagens terapêuticas.

Nutricionista: fornece orientação sobre nutrição e dietas específicas para ajudar na recuperação e manutenção da saúde.

Assistente social: Ajuda com questões sociais, legais e financeiras, além de conectar os pacientes a recursos comunitários.

Enfermeiro: oferece cuidados diretos e coordena a administração de medicamentos e outros tratamentos.

Psicopedagogo: foca em questões de aprendizagem, particularmente em crianças.

Fisiatra: médico especializado em medicina física e reabilitação.

Técnico de enfermagem: auxilia os enfermeiros e médicos nos cuidados diários dos pacientes.

Psicomotricista: foca na inter-relação entre a mente e o corpo, trabalhando com o desenvolvimento motor, emocional e cognitivo. A psicomotricidade é especialmente importante no desenvolvimento infantil e pode ser utilizada para tratar dificuldades de aprendizagem, problemas de comportamento ou atrasos no desenvolvimento motor.

Educador físico: ajuda na recuperação por meio de exercícios físicos específicos.

Musicoterapeuta: utiliza a música como ferramenta terapêutica para promover a saúde mental e física.

Essa composição pode variar dependendo das necessidades dos pacientes e do contexto específico de tratamento.

CONTA, CAROL!

O meu filho Ricardo nasceu com 38 semanas e 5 dias. O parto foi cesariana (hoje tenho a convicção de que fui, mesmo mais experiente, induzida pela médica). A *Golden Hour* foi incrível: eu o recebi diretamente em meus braços e o amamentei imediatamente. No segundo dia de vida, ao fazer o teste de audição, veio o primeiro susto! Em um dos ouvidos, o teste de audição do Ricardo acusou "erro". Como ele era um recém-nascido, poderia estar com algum líquido no ouvido. O mesmo exame foi repetido 30 dias depois e deu o mesmo resultado.

Fui invadida por um turbilhão de sensações ruins e uma frase me martelava: "Meu filho é surdo!". Então começaram as dúvidas: "O que eu poderia ter feito diferente? A culpa é minha?". A dor me impulsionou a ir atrás de ajuda e a estudar muito sobre a situação do Ricardo. Desde o segundo mês de vida, ele teve acesso a aparelho auditivo e a muita terapia, entre elas fonoaudióloga e fisioterapeuta. Durante esse percurso, percebemos que, por mais estímulos que déssemos, ele tinha pouca troca de olhar conosco e um balbucio muito escasso.

Depois de 1 ano e 3 meses, Ricardo teve alta do uso de aparelho auditivo. O diagnóstico indicava uma perda auditiva unilateral parcial em sons graves e aconselhava a continuar a terapia com a fonoaudióloga. No entanto, meu coração estava inquieto, pois a falta de troca de olhar e o balbucio fraco permaneciam. Quando Ricardo estava para completar 1 ano e 6 meses, engravidei do meu terceiro filho. Passei a viver a felicidade pela gravidez e o medo da incerteza.

Mesmo com pouco apoio da minha família, quando Ricardo completou 2 anos, levei-o a três médicos. Dois deles o colocaram no Transtorno do Espectro Autista (TEA). Um deles ficou na dúvida. Mas todos me deram uma certeza: eu deveria agir o quanto antes! Ricardo começou a fazer diversas terapias: fonoaudióloga, terapeuta ocupacional, psicomotricista e psicóloga. Longas e cansativas horas. Aos 3 anos de idade, ele começou a falar suas primeiras palavras. Aos 5 anos, ele já conseguia parear com seus colegas e participar do grupo de maneira "gostosa" e sadia. Estávamos no caminho certo! Hoje Ricardo tem 7 anos e já recebeu alta completa de todos os processos. Vivemos muitas incertezas, e as enfrentamos com esforço e dedicação! Quanto mais o tempo passa, mais se fortalece a minha convicção de que o início precoce dos tratamentos foi fundamental para o resultado alcançado.

▸ VÍNCULOS COM OS PARCEIROS

Além de oferecer suporte emocional e físico à mãe, o parceiro também precisa de cuidado. É interessante buscar maneiras de lidar com o estresse e a falta de sono, descansar sempre que possível e reservar um tempo para atividades prazerosas, como praticar esporte, ler um bom livro ou assistir a um filme.

É importante que o parceiro desfrute de um tempo de qualidade com o bebê. Dessa forma, são criados vínculos que evitam que o parceiro se sinta excluído durante o processo pós-parto. Nesse sentido, a comunicação honesta entre os pais é fundamental, e conversar sobre sentimentos, necessidades e expectativas ajuda a solucionar conflitos e estabelecer harmoniosamente as novas relações familiares.

▸ RELACIONAMENTO ENTRE OS PAIS

A chegada de um bebê é um momento transformador na vida de um casal e pode causar uma série de impactos no relacionamento amoroso. A atenção que antes era focada exclusivamente no casal agora precisa ser dividida com o bebê. Isso pode resultar em menos tempo para conversas e atividades a dois, levando a uma sensação de distanciamento. Além disso, a exaustão física e emocional pode afetar a intimidade do casal. O sono irregular, o estresse e as mudanças hormonais podem reduzir o desejo sexual e a disposição para momentos de afeto.

Com a chegada de um bebê, as responsabilidades domésticas e financeiras tendem a aumentar. A distribuição dessas tarefas pode gerar conflitos, especialmente se um dos parceiros sentir que está assumindo uma carga maior. Sentimentos de insegurança e ansiedade e depressão pós-parto são comuns e podem afetar homens e mulheres, impactando o relacionamento. Expectativas não compartilhadas e mal-entendidos podem levar a ressentimentos e conflitos. Por isso, a comunicação clara e aberta torna-se ainda mais crucial.

Todas essas mudanças podem alterar as prioridades do casal. A depender do modo como essas mudanças são gerenciadas, elas podem gerar divergências ou fortalecer a união. Apesar dos desafios, se preparados e com foco nos cuidados exigidos para o período, muitos casais relatam que a experiência de criar um filho juntos fortalece o vínculo, aumentando a cumplicidade e a parceria. É importante que os casais estejam cientes desses possíveis impactos e busquem estratégias para manter o relacionamento saudável, como reservar tempo para curtirem juntos, buscar apoio quando necessário e manter uma comunicação aberta e empática.

A FERTILIDADE PÓS-PARTO

A Organização Mundial da Saúde (OMS) recomenda um intervalo de pelo menos 24 meses entre partos para permitir uma recuperação adequada do corpo da mulher e para melhorar os resultados de saúde para a mãe e o bebê.

No período pós-parto, a fertilidade da mulher pode retornar rapidamente, mesmo que ela ainda esteja amamentando. Por isso é importante considerar a contracepção o quanto antes. É possível considerar a colocação do Dispositivo Intrauterino (DIU) logo depois do parto.

Também existem métodos hormonais, métodos de barreira e métodos naturais. Converse com seu médico sobre cada um deles e decidam juntos o mais indicado para garantir sua saúde.

CONTA, CAROL!

Quando meu filho Gustavo nasceu, experimentei um misto de felicidade e preocupação. Felicidade por causa da chegada de um filho tão amado, e preocupação devido ao processo que vivia com meu filho Ricardo (como já contei antes), que tinha então 2 anos e 3 meses. O Gustavo nasceu de cesariana com 38 semanas. Depois do parto, vivi uma *Golden Hour* maravilhosa, recebendo imediatamente meu filho e amamentando-o.

Em casa, no entanto, a situação mudou de figura. Gustavo chorava muito para ser amamentado. Era um processo de dor emocional e de muita culpa para mim. Eu passei a ter medo da nossa relação, uma angústia que eu manifestava fisicamente por meio do choro. Muito choro. Eu nunca me sentia suficiente para ele! Quando Gustavo estava para completar 4 meses de vida, eu engravidei da minha quarta filha. Confesso que, apesar de querer mais um bebê, não achei que fosse acontecer naquele momento. A situação me fazia oscilar novamente entre a alegria e a dor — uma dor imensurável, pois minha culpa diante do Gustavo piorou!

Assim os dias seguiram, estranhos e angustiantes. Num domingo à noite, eu estava amamentando o Gustavo quando meu marido abriu a porta do quarto e me disse: "Amor, você está com todos os sinais de depressão. Vou cuidar de você e vamos sair dessa!". Ele tinha assistido a uma reportagem do Dr. Drauzio Varella sobre depressão pós-parto.

Na segunda-feira pela manhã, entramos em contato com uma psiquiatra e procuramos por uma psicoterapia especializada em depressão pós-parto. Passei por avaliações, iniciei o tratamento medicamentoso e passei a fazer duas sessões de psicoterapia por semana. A angústia permanecia, mas imediatamente construí a confiança de que eu poderia ser uma boa mãe e que daria conta da situação. Oscilei ainda por alguns meses, mas já conseguia passar dias bem "leves" ao lado do Gustavo. Passei a entender que o choro dele e os meus sentimentos desgovernados não eram culpa minha. Depois de 4 meses de tratamento, iniciei o desmame do remédio. Dois meses depois, eu tive alta. A terapia especializada em depressão pós-parto durou 1 ano, e sigo até hoje, por escolha minha, em terapia tradicional.

BABY BLUES

Baby blues é o nome utilizado para descrever uma condição emocional que muitas mulheres experimentam depois do parto — os parceiros também podem experimentar mudanças emocionais e sintomas semelhantes, especialmente devido às mudanças na dinâmica familiar e ao aumento de responsabilidades. Também pode afetar pais adotivos devido ao impacto emocional do processo de adoção.

Trata-se de uma forma leve e temporária de depressão pós-parto que geralmente ocorre devido às mudanças hormonais (puérperas), à exaustão e ao estresse da chegada do novo filho. Os sintomas do *baby blues* podem incluir tristeza inexplicável, ansiedade ou preocupação excessiva, choro frequente, irritabilidade, dificuldade de concentração, mudanças repentinas de humor e sentimento de vulnerabilidade. Esses sintomas aparecem alguns dias depois do parto e podem durar até duas semanas.

É importante se cuidar quando for observada qualquer alteração que não faça parte do contexto, mesmo que pareça "frescura" em um momento inicial. Deve-se respeitar os momentos de descanso. Além disso, é essencial evitar o isolamento social e buscar dialogar com amigos, familiares ou um grupo de apoio. O dia a dia deve obrigatoriamente conter momentos prazerosos, como assistir a um filme, ouvir música ou tomar um banho relaxante. Atividades físicas e alimentação saudável sempre ajudam.

A OMS estima que cerca de 50% a 80% das puérperas experienciem o *baby blues* depois do parto. Se os sintomas forem intensos ou persistirem por mais de duas semanas, é importante buscar ajuda de um profissional de saúde, como um psicólogo ou psiquiatra, pois a condição pode evoluir para a depressão pós-parto, que requer tratamento especializado.

A DEPRESSÃO PÓS-PARTO

A depressão pós-parto (DPP) é uma condição de saúde mental que pode afetar as famílias depois do nascimento de um bebê. A DPP é mais severa e duradoura do que o *baby blues*, que é mais comum e temporário. Aproximadamente de 10% a 15% das mulheres experimentam depressão pós-parto, enquanto estudos sugerem que de 4% a 10% dos homens vivenciam a DPP.

Em geral, a condição se manifesta por meio de tristeza persistente, cansaço extremo, irritabilidade e dificuldade de se conectar com o bebê. Alguns sintomas tendem a se manifestar mais em mulheres, e outros, em homens. Nas mulheres, além dos sintomas típicos de depressão, podem surgir sentimentos intensos de culpa ou de inadequação como mãe, choro frequente, ansiedade severa e até pensamentos de autolesão ou de machucar o bebê. Nos homens, é comum que os sintomas surjam com menor intensidade, muitas vezes associados à irritabilidade, à raiva, ao isolamento, à diminuição da libido e até a comportamentos de risco ou ao abuso de substâncias.

A duração da DPP pode variar. Ela pode ter início logo depois do parto e durar meses. Se não tratada, pode persistir por um ano ou mais. Para sair da DPP, é essencial buscar ajuda profissional. A psicoterapia pode ser muito eficaz, assim como a terapia cognitivo-comportamental (TCC). Depois de uma avaliação médica, pode ser necessário o uso de medicação. O maior risco na DPP é o potencial para pensamentos e comportamentos suicidas ou pensamentos de prejudicar o bebê. A falta de tratamento adequado pode ter consequências graves para todos os envolvidos.

MAMÃE, SE CUIDE!

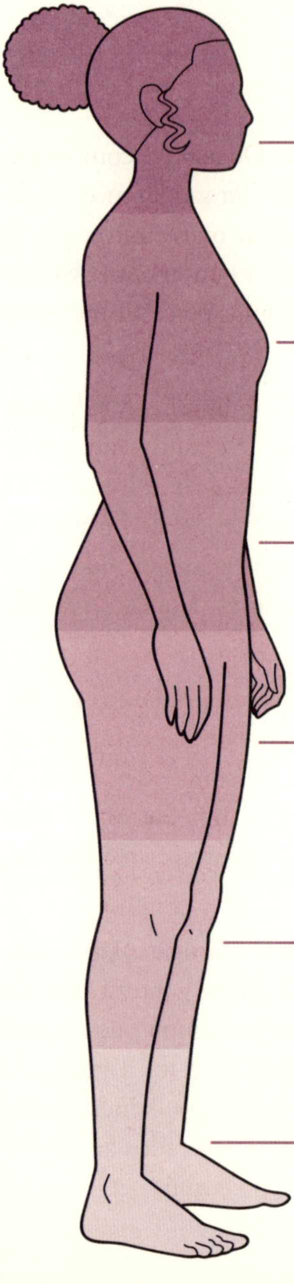

SAÚDE MENTAL

Manter-se atenta a sinais de depressão pós-parto ou ansiedade e buscar apoio quando necessário.

APOIO NA AMAMENTAÇÃO

Buscar orientação para amamentação, especialmente se houver dificuldades.

NUTRIÇÃO

Manter uma alimentação equilibrada para ajudar na recuperação e na produção de leite materno.

CUIDADOS GINECOLÓGICOS

Realizar consultas de acompanhamento com o ginecologista.

RECUPERAÇÃO FÍSICA

Acompanhar a recuperação pós-parto, incluindo a cicatrização caso tenha sido realizado algum procedimento cirúrgico.

DESCANSO

Tentar descansar sempre que possível, mesmo que os períodos de sono sejam curtos.

CADA EXPERIÊNCIA É UNICA

As pessoas sempre almejam a felicidade. De acordo com os padrões sociais, para ser feliz é "obrigatório" ter! Ter saúde, sucesso, dinheiro... Para mim, essa ideia não poderia estar mais equivocada. A felicidade é um estado. Ela é vivida nos pequenos momentos. Quando definimos objetivos e caminhos, conseguimos perceber melhor o que nos traz felicidade.

O mesmo vale para o conto de fadas da família feliz. A felicidade não depende de morar numa casa fabulosa, de quantos filhos você tem ou de poder comprar milhares de brinquedos de aniversário. O que realmente conta são as memórias, os momentos de carinho no sofá, as brincadeiras com os potes da cozinha, a ligação de vídeo para matar a saudade no meio do dia e tantas outras pequenas grandes coisas que aquecem o coração de todos.

A proposta deste livro é justamente oferecer conteúdos e reflexões para que cada família, independetemente de sua composição, valores ou classe social, possa avaliar suas possibilidades e definir sua trajetória. A informação nos empodera e nos permite tomar decisões importantes. Afinal, quando nos tornamos uma família, cada pessoa ganha a força de um grupo.

Não podemos esquecer que cada pessoa é única! Assim, inevitavelmete, cada experiência será única! E posso garantir que ela será transformadora! O nascimento, ao mesmo tempo que encerra o processo intenso e repleto de aprendizado que foi a gestação, marca o início de um ciclo de cuidado e educação. Ainda temos uma vida inteira pela frente e continuaremos dedicados ao desenvolvimento emocionalmente saudável de toda família.

AUTORES CITADOS NO LIVRO

DONALD WOODS WINNICOTT (1896-1971) foi um pediatra e psicanalista inglês que se destacou por estudos relacionados à infância e elaborou conceitos fundamentais, como o de "ambiente suficientemente bom".

FRANCES TUSTIN (1913-1994) foi uma psicoterapeuta inglesa que se notabilizou por seu trabalho nos anos 1950 com crianças com transtorno do espectro autista.

MELANIE KLEIN (1882-1960) foi uma psicanalista austríaca que contribuiu para a teoria psicanalítica sobre a infância, tornando-se um dos nomes mais importantes da história da psicanálise.

SITES

ORGANIZAÇÃO MUNDIAL DA SAÚDE (OMS): agência subordinada à Organização das Nações Unidas (ONU) que tem a função de estabelecer as diretrizes internacionais de saúde. <https://www.who.int>

SOCIEDADE BRASILEIRA DE PEDIATRIA (SBP): organização que defende os interesses dos médicos de crianças, dos seus pacientes e de suas famílias. <https://www.sbp.com.br/>

MINISTÉRIO DA SAÚDE: órgão do governo federal responsável pela organização e elaboração de planos e políticas públicas voltados para a promoção e a assistência à saúde dos brasileiros. <https://www.gov.br/saude/pt-br>